皮肤科疾病诊断与治疗

武松江 吴伟棋 周 蜜 ◎主 编

吉林科学技术出版社

图书在版编目（CIP）数据

皮肤科疾病诊断与治疗 / 武松江，吴伟棋，周蜜主编. -- 长春：吉林科学技术出版社，2022.9
ISBN 978-7-5578-9813-7

Ⅰ．①皮… Ⅱ．①武… ②吴… ③周… Ⅲ．①皮肤病-诊疗 Ⅳ．①R751

中国版本图书馆CIP数据核字（2022）第179514号

皮肤科疾病诊断与治疗

主　　编	武松江　吴伟棋　周　蜜
出 版 人	宛　霞
责任编辑	刘建民
封面设计	长春美印图文设计有限公司
制　　版	长春美印图文设计有限公司
开　　本	185mm×260mm 1/16
字　　数	250千字
印　　张	11
印　　数	1-1500册
版　　次	2022年9月第1版
印　　次	2023年3月第1次印刷

出　　版　吉林科学技术出版社
发　　行　吉林科学技术出版社
地　　址　长春市福祉大路5788号
邮　　编　130118
发行部电话/传真　0431-81629529　81629530　81629531
　　　　　　　　　81629532　81629533　81629534
储运部电话　0431-86059116
编辑部电话　0431-81629518
印　　刷　三河市嵩川印刷有限公司

书　　号　ISBN 978-7-5578-9813-7
定　　价　155.00元

《皮肤科疾病诊断与治疗》
编委会

前　言

　　本书首先介绍了皮肤科疾病的基础内容，如皮肤的基本结构与功能、皮肤组织病理学、皮肤科诊断方法、皮肤病治疗手段，然后详细阐述了皮肤科常见疾病的病因、发病机制、辅助检查技术、诊断依据、治疗方法与预防。本书借鉴了现代皮肤学最新科研成果，力求体现当代皮肤学的发展水平，在贴近临床皮肤科疾病诊疗工作实际的同时，又紧密结合了国家医疗卫生事业的最新进展和皮肤学的发展趋势。本书内容丰富、言简意赅，条理清晰、便于记忆，融科学性、系统性和实用性于一体，对提高广大皮肤科医护人员的理论知识和临床技能具有一定的指导价值。

　　本书编写涉及众多，由于编者水平有限，时间仓促，加之医学发展十分迅速，因此本书在内容上会存在不足或疏漏之处，恳请各位专家及同行给予批评指正。

编　者

目　录

第一章　皮肤科疾病理论基础

第一节　皮肤病的症状及基本损害

一、皮肤病的症状

患者主观感受到的不适称为症状。皮肤病的局部症状主要有瘙痒、疼痛、烧灼及麻木感等，全身症状可有畏寒发热，乏力，食欲缺乏和关节疼痛等。症状的轻重与原发病的性质，病变程度及个体差异有关。

瘙痒是皮肤病最常见的症状，可轻可重，时间可为持续性、阵发性或间断性，范围可局限或泛发。常见于荨麻疹、慢性单纯性苔藓，湿疹、疥疮等，一些系统性疾病如恶性肿瘤，糖尿病、肝肾功能不全等也可伴发瘙痒。

疼痛最常见于带状疱疹，亦可见于皮肤化脓性感染，结节性红斑，淋病和生殖器疱疹等，疼痛性质可为刀割样，针刺样，烧灼样等，多局限于患处。

麻木感及感觉异常见于偏瘫及麻风病患者，感觉异常包括蚁走感，灼热感等。

二、皮肤病的基本损害

皮肤性病的基本损害即皮肤病的体征，是诊断皮肤病的基本要素。皮肤病的基本损害可分为原发损害（primary lesion）和继发损害（secondar lesion）两大类。原发性皮损又称原发疹，由皮肤病的组织病理变化直接形成，包括斑疹、丘疹，水疱、脓疱、结节、囊肿、风团等；继发性皮损由原发性损害自然发展演变，或因人为搔抓，治疗不当等形成皮肤损害，包括鳞屑、痂、糜烂，溃疡、浸渍，皲裂、瘢痕、萎缩、抓痕、苔藓样变等。有时二者不能截然分开，如脓疱为原发性损害，也可继发于丘疹或水疱。

（一）原发性损害

1.斑疹

皮肤黏膜的局限性颜色改变，既无隆起亦无凹陷，触觉不能感知，直径一般小于1cm。直径达到或超过1cm时称为斑片。

因发生机制和病理基础不同，斑疹可分为色素沉着斑、色素减退（或脱失）斑、红斑、出血斑等。色素沉着及色素减退（脱失）斑是表皮或真皮色素增加，减少（或消失）所致，压之均不褪色，如黄褐斑，花斑糠疹和白癜风等。红斑是局部真皮毛细血管扩张、充血所致，压之褪色，分为炎症性（如丹毒等）和非炎症性红斑（如鲜红斑痣等）。出血斑是由于毛细血管破裂后红细胞外渗到真皮内所致，压之不褪色，直径小于2mm时称瘀点，大于2mm时称瘀斑。

2.丘疹

为浅表性，局限性，实质性、直径小于1cm的隆起性皮损。丘疹表面可扁平（如扁平疣），脐凹状（如传染性软疣）粗糙不平呈乳头状（如寻常疣），颜色可正常皮色，红色（如扁平苔藓），淡黄色（如黄色瘤）或黑褐色（如色素痣）。丘疹可由表皮细胞或真皮浅层细胞增殖（如银屑病，皮肤纤维瘤）代谢产物聚积（如皮肤淀粉样变）或炎细胞浸润（如湿疹）引起。

形态介于斑疹与丘疹之间的稍隆起皮损称为斑丘疹，丘疹顶部有小水疱时称丘疱疹，丘疹顶部有小脓疱时称丘脓疱疹。

丘疹扩大或较多丘疹融合，形成直径大于1cm的隆起性扁平损害称斑块。

3.水疱和大疱

水疱为局限性，隆起性，内含液体的腔隙性皮损，直径小于1cm；直径大于1cm者称大疱；内容物含血液者称血疱。水疱在皮肤中发生位置的不同，故疱壁可薄可厚。位于表皮内的水疱，疱壁薄，易破溃，可见于湿疹、天疱疮等；位于表皮下的水疱，疱壁较厚，很少破溃，见于大疱性类天疱疮等。

4.脓疱

为局限性，隆起性，内含脓液的腔隙性皮损，可由细菌感染（如脓疱疮）或小感染性炎症（如脓疱型银屑病）引起。脓疱的疱液可浑浊、稀薄或黏稠，皮损周围常有红晕。水疱继发感染后形成的脓疱为继发性皮损。

5.囊肿

为含有液体或黏稠物及细胞成分的囊性皮损。囊肿一般有完整的囊壁，位于真皮或更深位置，可隆起于皮面或仅可触及，外观呈圆形或椭圆形，触之有囊性感，大小不等；见于皮脂腺囊肿、毛鞘囊肿、表皮囊肿等。

6.结节

为局限性、实质性，深在性皮损，呈圆形或椭圆形，可隆起于皮面，或不隆起，需触诊方可查出，触之有一定硬度或浸润感。可由真皮或皮下组织的炎性浸润（如结节性红斑）或代谢产物沉积（如结节性黄色瘤）引起。结节可吸收消退，亦可破溃成溃疡，愈后形成瘢痕。

7.风团

为真皮浅层水肿引起的暂时性，隆起性皮损。皮损可呈淡红或苍白色，周围常有红晕，大小不一，形态不规则，发生快，消退亦快，此起彼伏，一般经数小时即消退，多不留痕迹，常伴有瘙痒。

（二）继发性皮损

1.鳞屑

表皮细胞形成过快或正常角化过程受干扰时形成的干燥或油腻的角质层细胞层状堆积。鳞屑的大小，厚薄、形态不一，可呈糠秕状（如花斑糠疹）、蛎壳状（如银屑病）或大片状（如剥脱性皮炎）。

2.痂

皮损中的浆液、脓液、血液与脱落组织、药物等混合干涸后凝结而成。痂可薄可厚，质地柔软或坚硬，附着于创面。根据成分的不同，可呈淡黄色（浆液性），黄色（脓性），暗红或黑褐色（血性），或因混杂药物而呈不同颜色。

3.糜烂

局限性表皮或黏膜上皮缺损形成，常由水疱、脓疱破裂或浸渍处表皮脱落所致。因损害仅累及表皮，愈后不留瘢痕。

4.溃疡

局限性皮肤或黏膜缺损形成的创面，达真皮或更深位置，可由感染、外伤、肿瘤、血管炎等引起。其基底部常有坏死组织附着，边缘可陡直、倾斜或高于周围皮肤。因损害深，愈合较慢且常留瘢痕。

5.皲裂

为线状的皮肤裂口，深达真皮，常因皮肤炎症，角质层增厚或皮肤干燥导致皮肤弹性降低，脆性增加，牵拉后引起。好发于掌跖，指趾，口角等部位。

6.浸渍

皮肤角质层吸收较多水分后变软变白，常见于长时间浸水或处于潮湿状态下的皮肤，如指、趾缝等皱褶处。摩擦后表皮易脱落而露出糜烂面。

7.瘢痕

真皮或深部组织损伤或病变后，由新生结缔组织增生修复而成，可分为增生性和萎缩性两类。增生性瘢痕呈隆起，表面光滑的暗红色条状或不规则硬斑块，见于外伤或烧伤性瘢痕及瘢痕疙瘩；萎缩性瘢痕较正常皮肤略凹陷，变薄，局部血管扩张，见于外伤愈合后，红斑狼疮等。

8.萎缩

因表皮、真皮、皮下组织减少所致的皮肤变薄。为皮肤的退行性变，可发生于表皮、真皮、皮下组织。表皮萎缩常表现为半透明，下方血管可见，皮肤表面有细皱纹，正常皮沟变浅或消失；真皮萎缩表现为局部皮肤凹陷，表皮纹理可正常，毛发可变细或消失；皮下组织萎缩则表现为明显凹陷，静脉显现。

9.抓痕

也称为表皮剥脱，为线状或点状的表皮或深达真皮浅层的剥脱性缺损，常由搔抓、划破或摩擦等机械性损伤所致。皮损表面可有渗出、血痂或脱屑，损伤深、大时愈后可留瘢痕。

10.苔藓样变

因反复搔抓，摩擦导致的皮肤局限性粗糙增厚，表现为皮嵴隆起，皮沟加深，皮损界限清楚。见于慢性瘙痒性皮肤病（如慢性单纯性苔藓、慢性湿疹等），常伴瘙痒。

11.坏死与坏疽

为皮肤及皮下甚至更深组织因缺血而导致的变化。坏死多指微血管病变造成的小范围组织坏死；坏疽则多指较大血管病变造成的大面积皮肤或皮下软组织坏死，表现为局部组织变黑，萎缩，大面积坏疽还伴有温度降低、感觉消失。

第二节　皮肤病的病理改变及诊断

一、皮肤病的基本病理改变

皮肤组织病理对皮肤病的诊断和鉴别诊断具有重要价值，对了解疾病的发生，发展、转归以及对治疗的选择有重要意义，是皮肤病诊疗中常用的辅助检查手段之一。

（一）皮损的选择

皮疹的组织病理检查通常选择未经治疗、充分发展，具有代表性的典型皮损：大疱性皮肤病及感染性皮肤病应选择早期、新鲜皮损；环形损害应在活动性边缘取材；结节性损害切取标本时应达到足够深度。取材时应包括小部分正常组织，以便与病变组织对照。尽量避免在腹股沟、腋窝、关节，胸前等部位取材。

（二）取材方法及标本处理

1.手术切取法

适用于各种要求及大小的皮肤标本，最为常用，应注意切缘锐利整齐，切口方向尽量与皮纹一致，足够深、足够大，尽量夹持切下组织的两端，以免夹坏组织影响观察。

2.环钻法

适用于较小皮损，或病变限于表浅处，或手术切取有困难者。

3.削切法

可用于脂溢性角化病等浅表性皮损。

标本应立即放入10%甲醛液或95%乙醇中固定。若需做免疫病理，应立即将组织包于湿盐水纱布内4℃保存，尽快送冰冻处理。

（三）皮肤组织病理学的染色方法

皮损标本经固定、包埋、切片，最后需染色方可显微镜下观察。组织标本常规以苏木紫-伊红（hematoxylin eosin，HE）染色，染色的结果细胞核为蓝色，细胞质及结缔组织，肌肉、神经为红色，红细胞为明亮的粉红色。95%以上的组织切片都可在HE染色下做出诊断。仅有少数病例针对不同的靶组织或病原体需要做特殊染色，包括PAS染色、阿申蓝染色、吉姆萨染色、抗酸染色等。

（四）皮肤组织病理学的常用术语

1.角化过度

指角质层异常增厚。因形成过多或潴留堆积，致角质层明显增厚，为绝对角化过度若由于表皮其他层萎缩而使角质层相对增厚，为相对角化过度。见于扁平苔藓、掌跖角化病、鱼鳞病等。

2.角化不全

指角质层内仍有残留的细胞核。角化不全是由于表皮细胞的转换速度过快，使细胞未能完全角化便达角质层所致。见于银屑病，玫瑰糠疹、汗孔角化症等。

3.角化不良

指表皮或附属器个别角质形成细胞未至角质层即显示过早角化，表现为核固缩、嗜伊红染色。可见于良性疾病如毛囊角化病，病毒感染等，恶性疾病中最常见于鲍温病、鳞状细胞癌。鳞状细胞癌中角化不良细胞可呈同心性排列，接近中心部逐渐出现角化，称角珠。

4.颗粒层增厚

指颗粒层的厚度增加。可因细胞增生或肥大引起或两者均有。颗粒层增厚常伴有角化过度，如扁平苔藓，神经性皮炎等。

5.棘层肥厚

指表皮棘细胞层增厚。常伴有表皮突延长或增宽，一般由棘层细胞数目增多所致，见于银屑病、慢性湿疹等，由细胞体积增大所致者称假性棘层肥厚。

6.疣状增生

指表皮角化过度、颗粒层增厚、棘层肥厚和乳头瘤样增生四种病变同时存在，表皮宛如山峰林立。见于寻常疣、疣状痣等。

7.乳头瘤样增生

指真皮乳头不规则的向上增生。往往表皮本身也出现并行的不规则增生，使表皮呈不规则的波浪状。见于黑棘皮病、皮脂腺痣等。

8.假上皮瘤样增生或假癌性增生

指棘层不规则性高度增生，呈现与鳞状细胞癌相似的改变，但细胞分化良好。见于慢性肉芽肿性疾病（如寻常狼疮）慢性溃疡的边缘等。有时高分化鳞状细胞癌、瘢痕癌亦可表现为假上皮瘤样增生造成误诊。

9.细胞间水肿

细胞间液体增多，细胞间隙增宽，细胞间桥拉长而清晰可见，状如海绵，故又名海绵形成，水肿严重时形成表皮内的海绵水疱。见于湿疹、接触性皮炎等。

10.细胞内水肿

指棘层细胞内水肿，细胞体积增大，胞质变淡。高度肿胀的细胞可呈气球状，称气球状变性；若细胞内水肿使细胞膨胀破裂，邻近残留的胞膜连成许多网状中隔，最后形成多房性水疱，称网状变性。见于病毒性皮肤病等。

11.棘层松解

指表皮或上皮细胞间失去粘连，呈松解状态，致表皮内裂隙或水疱。当与周围细胞完全分离后称为棘层松解细胞，其核圆，染色均一，周围绕以嗜酸性浓缩的细胞质。见于天疱疮、毛囊角化病等。

12.基底细胞液化变性及色素失禁

为基底细胞空泡化和崩解，重者基底层消失，棘细胞直接与真皮接触。基底细胞及黑素细胞损伤后黑素脱落被吞噬细胞吞噬，或游离于真皮上部称色素失禁，常伴真皮内噬黑素细胞浸润。见于扁平苔藓、红斑狼疮，皮肤异色症等。

13.Kogoj微脓肿和Munro微脓肿

颗粒层或棘层上部海绵形成的基础上，中性粒细胞聚集成多房性脓疱，称Kogoj微脓肿；角质层内聚集的中性粒细胞形成的微脓肿，称Munro微脓肿。见于银屑病特别是脓疱性银屑病等。

14.pautrier微脓肿

指表皮内或外毛根鞘淋巴样细胞聚集形成的细胞巢。脓肿本应指中性粒细胞聚集，故此为错误名称的沿用。见于覃样肉芽肿等。

15.水疱、大疱、脓疱

皮肤内出现含有疱液的腔隙、小者称为水疱，大者则称为大疱。可位于角层下、表皮内、表皮下。见于天疱疮、大疱性类天疱疮等。疱液中含有大量中性粒细胞即为脓疱，见于脓疱疮，掌跖脓疱病等。

16.纤维蛋白样变性

指结缔组织因病变而呈现明亮，嗜伊红、均质性改变，显示出纤维蛋白的染色反应。HE染色呈均质深红色。病变处最初基质增加，随后胶原纤维崩解，形成均质性或细颗粒嗜伊红物质。见于变应性血管炎等。

17.嗜碱性变性

指真皮上部胶原组织失去正常的嗜伊红性，呈无定形，颗粒状的嗜碱性变化，重者呈不规则排列的嗜碱性卷曲纤维，与表皮之间隔以境界带。见于日光性角化病等。

18.黏液变性

指胶原纤维基质中黏多糖增多，胶原纤维束间的黏液物质沉积而使间隙增宽，HE染色可呈浅蓝色。阿申蓝染色呈清晰的蓝色。见于结缔组织病、黏液水肿等。

19.弹力纤维变性

指弹力纤维断裂，破碎，聚集成团或粗细不匀呈卷曲状，量减少甚至溶解消失，见于弹力纤维假黄瘤等。

20.淀粉样变性

指在组织或血管壁内出现的呈特殊反应的无结构、半透明、均质性沉积物。因其化学反应遇碘呈棕色，类似淀粉，故得此名，实与淀粉无关。HE染色切片中，淀粉样物质呈均匀一致的淡红色，其间可出现裂隙，结晶紫染色呈紫红色，见于皮肤淀粉样变病等。

21.肉芽肿

指各种原因所致的慢性增殖性改变，病变局部形成以组织细胞为主的结节状病灶，病变中可含有组织细胞（上皮样细胞、巨噬细胞），多核巨细胞，淋巴细胞、浆细胞、中性粒细胞等。见于结核、麻风，梅毒和各种深部真菌病等。

22.渐进性坏死

某些肉芽肿性皮肤病中，真皮结缔组织纤维及其内的血管等均失去正常着色能力，但仍可见其轮廓，无明显炎症，边缘常可见成纤维细胞、组织细胞或上皮样细胞呈栅栏状排列。见于环状肉芽肿、类脂质渐进性坏死，类风湿结节等。

23.血管炎

指血管壁及血管周围有炎症细胞浸润，同时伴有血管损伤，包括纤维素沉积，胶原变性，内皮细胞及肌细胞坏死的炎症。通常可见到红细胞外溢，中性粒细胞外渗，严重者可见中性粒细胞破碎形成的"核尘"。常见于血管变态反应性疾病，如过敏性紫癜、结节性多动脉炎等。

24.脂膜炎

指由于炎症反应而引起皮下脂肪组织的炎症浸润，水肿、液化或变性坏死。可形成泡沫细胞，异物肉芽肿或噬脂肪细胞肉芽肿。脂膜炎又可分为间隔性与小叶性两类，前者主要发生于脂肪小叶间，常见于结节性红斑等，后者主要发生于脂肪小叶本身，可见于红斑狼疮、硬斑病等。

二、皮肤病的诊断

皮肤病的诊断同其他疾病一样，需对病史，体格检查，辅助检查等信息进行综合分析。

（一）病史

1.一般资料

包括患者的姓名，性别、年龄，职业，民族、籍贯、婚姻状况，出生地等。这些虽属一般项目，但对疾病的分析，诊断有不可或缺的价值，如系统性红斑狼疮好发于育龄期妇女，演员易出现化妆品皮炎：有些疾病分布具有区域性，如麻风，深部真菌病等。准确的地址和电话有助于对患者进行随访。

2.主诉

皮疹，症状及持续时间。

3.现病史

患者发病至就诊的全过程，包括疾病诱发因素，前驱症状，初发皮损状况（如性质、部位、数日，分布、扩展顺序，变化规律等）伴随的局部及全身症状，治疗经过及其疗效。应注意饮食、药物、接触物、季节、环境温度、日光照射等因素与疾病发生，发展的关系。

4.既往史

过去曾罹患的疾病名称，诊治情况及其转归，特别是与现有皮肤病相关的疾病。应注意有无药物过敏史和其他过敏史。

5.个人史

患者的生活情况，饮食习惯，婚姻及生育情况和性生活史，女性患者应包括月经史，妊娠史等。

6.家族史

应询问家族中有无类似疾病及其他疾病，有无传染病，近亲结婚等。

（二）体格检查

通过认真体检可把握皮损的特点。不少皮肤病与其他系统之间可能存在密切关系，因此必要时应做系统查体。

皮肤检查时，应注意对皮肤黏膜及其附属器进行全面检查，以期获得尽可能多的信息；光线应充足，最好在非直射自然光下进行，也可在日光灯下进行，以获得最接近真实的皮损信息，室内温度应适宜。

1.视诊

（1）性质

应注意区别原发性皮损与继发性皮损，是否单一或多种皮损并存。

（2）大小和数日

斑疹大小可实际测量，丘疹、结节等有立体形态者可测量，亦可用实物描述，如芝麻、小米，黄豆，鸽卵，鸡蛋或手掌大小；数日为单发、多发亦可用数字表示。

（3）颜色

正常皮色或红，黄、紫、黑、褐、蓝、白等。根据颜色的深浅，还可进一步划分描述，如红色可分为淡红，暗红，鲜红等。

（4）界限及边缘

界限可为清楚、比较清楚或模糊，边缘可整齐或不整齐等。

（5）形状

可呈圆形、椭圆形、多角形、不规则形或地图状等。

（6）表面

可为光滑、粗糙、扁平，隆起、中央脐凹状、乳头状，菜花状，半球形等，还应观察有无糜烂，溃疡、渗出，出血，脓液，鳞屑和痂等。应注意某些疾病皮损的细微特殊变化，如扁平苔藓的Wickham纹、盘状红斑狼疮的毛囊角栓等。

（7）基底

可为较宽、较窄或呈蒂状。

（8）内容

对水疱、脓疱和囊肿等，需观察内容物为血液、浆液、黏液、脓液、皮脂、角化物或其他异物等。

（9）排列

孤立或群集，排列呈线状，带状，环状或无规律。

（10）部位和分布

根据皮损发生部位可对皮肤性病的种类进行大致归类，应查明皮损位于暴露部位，覆盖部位或与某特定物一致，分布方式为局限性或全身性，是否沿血管分布，神经节段分布或对称分布。

2.触诊

了解皮损是坚实或柔软，是浅表或深在，有无浸润增厚、萎缩变薄，松弛或凹陷，局部温度是正常，升高或是降低，是否与周围组织粘连，有无压痛，有无感觉过敏，减低或异常，附近淋巴结有无肿大、触痛或粘连等。

（三）实验室检查

根据上述病史、体格检查提供的线索，选择所需实验室检查及其他检查。

（四）诊断

通过对病史，体格检查，实验室检查等资料进行认真的分析，归纳，即可对大多疾病做出诊断或初步诊断。

第三节 实验室检查和辅助检查

一、病原学检查

（一）病原体检查

1.真菌检查

包括镜检及培养。浅部真菌的标本有皮屑、甲屑、毛发、痂等，深部真菌的标本可根据情况取痰，尿液、粪便、脓液、口腔或阴道分泌物、血液、脑脊液、各种穿刺液或组织。

方法：

（1）涂片直接镜检

取标本置载玻片上，加一滴10%KOH溶液，盖上盖玻片，在酒精灯外焰上稍加热将角质溶解，轻轻加压盖玻片使标本透明即可镜检，观察有无菌丝或孢子。

（2）涂片染色后镜检

染色可更好地显示真菌形态及结构。白念珠菌、孢子丝菌等可用革兰染色；组织细胞质菌可用瑞氏染色；隐球菌及其他有荚膜的真菌用墨汁染色后更好观察。

（3）真菌培养

可提高真菌检出率，且能确定菌种。标本常接种于葡萄糖蛋白陈琼脂培养基即沙氏培养基，置25℃或35℃培养1～3周。菌种鉴定常根据肉眼下的菌落形态，显微镜下的菌丝、孢子形态判断，必要时可小培养协助鉴定，还可配合其他鉴别培养基、生化反应，分子生物学方法确定。

2.疥螨检查

选择指缝、腕屈侧等部位未经搔抓的丘疱疹，水疱或隧道，以消毒针头挑出隧道盲端灰白色小点置玻片上，或用蘸上矿物油的消毒手术刀轻刮皮损6～7次，取附着物移至玻片上，滴一滴生理盐水后镜下观察。

3.蠕形螨检查

（1）挤刮法

选鼻沟、颊、颞等部皮损区，用刮刀或手挤压，将挤出物置于玻片上，滴一滴生理盐水，盖上盖玻片并轻轻压平，镜下观察。

（2）透明胶带法

将透明胶带贴于上述部位，取下胶带贴于载玻片上，于镜下观察。

4.阴虱检查

用剪刀剪下附有阴虱或虫卵的阴毛，75%乙醇或5%～10%甲醛溶液固定后置于载玻片上，滴一滴10%KOH溶液后镜检。

5.其他的病原体检查

包括各种性病病原体如梅毒苍白螺旋体，淋病双球菌、沙眼衣原体、解脲支原体等的检查，结核杆菌、麻风杆菌的抗酸染色检查，阴道，尿道分泌物的毛滴虫检查等。

（二）病原体相关的其他检测方法

除了直接查找病原体，对于感染性疾病还可以通过其他间接手段来确定病原体的种类。

1.检测病原微生物的特异性抗原，抗体

（1）梅毒螺旋体（treponemapallidum，TP）的血清学试验

人体感染梅毒螺旋体一定时间后，血清中可产生一定数量的心磷脂抗体、TP特异性抗体等，因此可用免疫学方法进行检测，以达到明确诊断，确定治疗效果等作用。常用的检测分为非TP抗原血清试验和TP抗原血清试验两类，详见梅毒章节。

（2）衣原体抗原检测（clearview chlamydia，简称C-C快速法）

通过检测衣原体抗原明确病原体，有商品试剂盒检测，阳性结果结合临床可确定感染，阴性时不能完全排除。

（3）真菌G试验及GM试验：适用于深部真菌病的诊断

①G试验：在深部真菌感染性疾病中，人体的吞噬细胞吞噬真菌后能持续释放真菌的细胞壁成分（1，3）-3-D-葡聚糖，使该物质在血液及体液中含量增高。（1，3）3-D-葡聚糖能特异性激活鲎（limulus）变形细胞裂解物中的G因子，引起裂解物凝固，故称G试验。适用于除隐球菌和接合菌（包括毛霉菌，根霉菌等）外所有深部真菌感染的早期诊断，尤其是念珠菌和曲霉菌，但不能确定菌种。

②GM试验：曲霉菌特有的细胞壁多糖成分是β（1-5）呋喃半乳糖残基，菌丝生长时，半乳甘露聚糖从薄弱的菌丝顶端释放，是最早释放的抗原。GM试验通过检测血液中的半乳甘露聚糖明确感染的真菌为曲霉菌，主要适于侵袭性曲霉菌感染的早期诊断。由于GM释放量与菌量成正比，该试验还可以反映感染程度，因此连续检测GM可作为治疗疗效的监测。

（4）其他

包括HSV、HIV等病原体都可通过抗体检测得到诊断。

2.分子生物学检测方法

分子生物学技术的飞速发展，为生物医学研究提供了非常便利的条件。PCR技术（poly-merase chain reaction，PCR）是用于体外选择性扩增特异性核酸片段的一项技术，通过设计特异性引物，扩增病原体中的保守基因如目前常用的rDNA基因等，测序后在GeneBank中进行比较，以达到明确病原微生物种属的目的。目前PCR检测技术已广泛应用于病毒、细菌，真菌等感染性皮肤病的诊断中。

二、免疫病理学检查

（一）适应证

大疱性皮肤病，结缔组织病等自身免疫性皮肤病、某些感染性皮肤病及皮肤肿瘤的诊断和鉴别诊断。

（二）方法及原理

主要有直接免疫荧光、间接免疫荧光和免疫组织化学染色。

1.直接免疫荧光（direct immunofluorescence，DIF）

检测病变组织中存在的抗体或补体。将冷冻切片组织固定于玻片上，滴加荧光素标记的抗人免疫球蛋白抗体或抗 C3 抗体，经孵育，清洗等处理后，置于荧光显微镜下观察。若组织中有人免疫球蛋白或 C3 沉积，则荧光抗体与之结合呈现荧光。

2.间接免疫荧光（indirect immunofluorescence，IIF）

检测血清中存在的循环自身抗体，可作抗体滴度测定。底物为正常人皮肤或动物组织（如鼠肝切片，大鼠膀胱上皮等），将被检血清滴于底物上，滴加荧光标记的抗人免疫球蛋白抗体等，置荧光显微镜下观察。若血清中存在循环自身抗体，荧光标记的抗人免疫球蛋白抗体即可与结合到底物上的抗体结合，呈现荧光。

3.免疫组织化学

又称免疫酶标法，有多种不同的检测系统和方法，机制与间接免疫荧光法类似，显色系统为催化成色反应的辣根过氧化物酶（黄色）、碱性磷酸酶（红色）等。主要标记细胞的某种特异性成分，常用于肿瘤的鉴别诊断，如皮肤淋巴瘤的分类及诊断，基本上都需免疫组化染色确定。

（三）标本处理

直接免疫荧光检查需将切取的新鲜皮肤标本用湿润的生理盐水纱布包裹，4℃下尽快送检。多数免疫组化染色可用普通病理方法制备的石蜡包埋组织块作为检验材料。

（四）结果分析

1.直接免疫荧光

荧光显示的部位通常为棘细胞膜，皮肤基底膜带及血管壁。天疱疮见角质形成细胞间 IgG 呈网状沉积，大疱性类天疱疮、红斑狼疮在基底膜带出现 IgG，IgM，C3 沉积，疱疹样皮炎在真皮乳头部出现颗粒状 IgA 沉积，线状 IgA 皮病则在基底膜带出现 IgA 线状沉积，血管壁内免疫球蛋白或补体沉积可见于血管炎和红斑狼疮等。

2.间接免疫荧光

可测定血清中自身抗体的性质、类型和滴度。如结缔组织病中抗核抗体的类型可分为周边型、均质型、斑点型及核仁型。

三、变应原检测

用于确定过敏性疾病患者的致敏物，特别是对职业性皮肤病的病因确定有重要价值。变应原检测可分为体内试验和体外试验。

（一）斑贴试验

斑贴试验是目前临床用于检测 Ⅳ 型超敏反应的主要方法。根据受试物的性质，配制成适当浓度的浸液、溶液、软膏或原物作为试剂，以铝制斑试器或其他适当的方法将其贴于皮肤、一定时间后观察机体是否对其产生超敏反应。

1.适应证

接触性皮炎、职业性皮炎、化妆品皮炎等。

2.方法

将受试物置于斑试器内，贴于背部或前臂屈侧的健康皮肤，其上用一稍大的透明玻璃纸覆盖后再固定边缘。同时做多个不同试验物时，每两个受试点之间距离应大于4cm，同时必须设阴性对照。

3.结果及意义

48～72小时后观察结果。受试部位无反应为（-），出现痒或轻度发红为（±），出现单纯红斑，瘙痒为（+），出现水肿性红斑、丘疹为（++），出现显著红肿、伴丘疹或水疱为（+++）。

阳性反应说明患者对受试物过敏，但应排除原发性刺激或其他因素所致的假阳性反应，刺激性反应于受试物除去后红斑很快消失，而过敏反应除去受试物后24～48小时内，皮肤表现往往增强。阴性反应则表示患者对试验物无敏感性。

4.注意事项

①需注意区分过敏反应及刺激反应；②假阴性反应可能与试剂浓度低，斑试物质与皮肤接触时间太短等有关；③不宜在皮肤病急性发作期做试验，不可用高浓度的原发性刺激物做试验；④受试前2周和受试期间服糖皮质激素，受试前3天和受试期间服用抗组胺类药物均可出现假阴性；⑤如果在试验后72小时至1周内局部出现红斑、瘙痒等表现，应及时就诊。

（二）　皮肤光斑贴试验

1.适应证

光变应性接触性皮炎，可发现致病的光敏物，确定光变应原。

2.方法

测定患者的最小红斑量，将两份标准光斑贴试验变应原分别加入药室内，贴于上背部中线两侧正常皮肤，用不透光的深色织物遮盖。24小时后去除两处斑试物，其中一处用遮光物覆盖，避免任何光线照射作为对照，第二处用50%最小红斑量的UVA照射。照射后24、48、72小时观察结果，必要时第5、7天再观察。

3.结果判断

同皮肤斑贴试验。

4.临床意义

未照射区皮肤无反应，照射区有反应提示光斑贴试验阳性，考虑光变应性反应；两处均有反应且程度相同考虑接触性变应性反应；两处均有反应但照射区反应程度大，则考虑为变态反应性及光变态反应性反应共存。

5.注意事项

受试前服用糖皮质激素及抗组胺药物均对试验结果产生影响；结果判断时，需要注意使用不适当光源引起物理性损伤的假阳性反应。

（三）点刺试验、划破试验及皮内试验

1.适应证

荨麻疹、特应性皮炎、药疹等多种与速发型超敏反应相关的过敏性疾病。划破试验日前已被点刺试验取代。皮内试验主要用于药物速发超敏反应检测，如青霉素皮试。

2.方法

一般选择前臂屈侧为受试部位，局部清洁消毒。点刺试验和划破试验按说明书将受试液经点刺或划破进入皮肤，5～10分钟后拭去试液；皮内试验一般选腕部，皮内注射受试液0.1ml，常用生理盐水或注射用水在对侧设阴性对照。一般均以组胺液为阳性对照。

3.结果

皮肤反应与生理盐水相同为（−），强度与组胺相似为阳性（+++），较强为（++++），较弱则相应标为（++）及（+）。若未设置阳性对照，无红斑或风团为（−），红斑直径≥1cm，伴轻度风团为（+），红斑直径约2cm，伴风团为（++），红斑直径大于2cm，或/并出现伪足为（++++）。

4.点刺试验注意事项

①宜在无临床表现时进行；②设生理盐水及组胺液作阴性及阳性对照；③结果为阴性时，应继续观察3～4天，必要时3～4周后重复试验；④有过敏性休克史者禁行试验；⑤有发生过敏性休克的可能，需备肾上腺素注射液；⑥受试前2天应停用抗组胺类药物；⑦妊娠期尽量避免检查。皮内试验注意事项同点刺试验4～6项。

（四）血清过敏源检测

是一种过敏源的体外检测方法，即将特异性过敏源吸附于特定载体上，通过酶联免疫法、免疫印迹法等检测患者血清中特异性IgE或IgG，从而为寻找特异性过敏源提供线索。目前临床上比较灵敏且应用广泛的检测系统包括Uni-CAP系统、Mediwiss敏筛定量过敏源检测系统及食物过敏源IgG抗体检测系统。敏感的血清过敏源检测一般使用进口试剂盒进行检测，需结合患者体验谨慎解释检测结果。

四、物理检查及皮肤科专用仪器检查

（一）玻片压诊

选择洁净、透明度好的玻片压迫皮损，15秒后在玻片上观察皮损颜色变化情况。充血性红斑会消失而出血性红斑及色素斑不会消失，颜面播散性粟粒性狼疮皮损可出现特有的苹果酱颜色。

（二）皮肤划痕试验

在荨麻疹患者皮肤表面用钝器以适当压力划过，可出现以下三联反应，称为皮肤划痕试验阳性：①划后3～15秒，在划过处出现红色线条，可能由真皮肥大细胞释放组胺引起毛细血管扩张所致；②15～45秒后，在红色线条两侧出现红晕，此为神经轴索反应引起的小动脉扩张所致；③划后1～3分钟，划过处出现隆起、苍白色风团状线条，可能是组胺、激肽等引起水肿所致。

在皮肤划痕15秒后出现血管收缩反应，呈苍白色，为白色皮肤划痕试验阳性，常见于特应性皮炎等。

（三）醋酸白试验

人乳头瘤病毒感染的上皮细胞与正常细胞产生的角蛋白不同，能被冰醋酸凝固变白。用5%醋酸溶液外搽或湿敷患处，2～5分钟后，病灶局部变白且境界清楚者为阳性。

（四）滤过紫外线（伍德灯，Wood灯）

滤过紫外线是高压汞灯（Wood灯）发射出的波长为320～400nm的紫外线光波，可用于色素异常性皮肤病，皮肤感染及卟啉病的辅助诊断，也可观察疗效。

1.方法

在暗室内将患处置于Wood灯下直接照射，观察皮损处荧光类型。

2.临床意义

色素减退、色素脱失或色素沉着性皮损更易与正常皮肤区别。假单胞菌属感染发出绿色荧光，铁锈色小孢子菌、羊毛状小孢子菌等感染为亮绿色荧光，黄癣菌感染为暗绿色荧光，马拉色菌感染为棕色荧光，紫色毛癣菌和断发毛癣菌感染无荧光。皮肤迟发性卟啉病患者尿液为明亮的粉红-橙黄色荧光，先天性卟啉病患者牙、尿、骨髓发出红色荧光，红细胞生成性原卟啉病患者可见强红色荧光。局部外用药（如凡士林，水杨酸、碘酊等）甚至肥皂的残留物也可有荧光，应注意鉴别。

（五）皮肤镜检查

皮肤镜是一种可放大数十倍的皮肤显微镜，能检查从表皮到真皮细胞内外色素、血管内外的血液色素以及皮肤和毛发的细微变化。

用皮肤镜检查时可将透镜覆盖在皮肤上进行观察，获得二维图像，放大固定10倍率以上；亦可使用光纤皮肤镜，在屏幕上实时可视，并能达到更高的放大倍率。

皮肤镜最重要的应用领域是黑素瘤的诊断和鉴别诊断，如黑素瘤与黑素细胞痣、脂溢性角化病，基底细胞癌、血管性肿瘤等肿瘤及出血性损害等的鉴别诊断修正为血管角皮瘤并获病理证实。此外，对毛发疾病、银屑病、扁平苔藓、疱病等均可提供重要的诊断线索。

（六）光敏试验

光敏试验是通过测定最小红斑量（MED）判断受试者是否存在 UVA 及 UVB 的光敏感和光敏感强度的试验。

1.适应证

多形性日光疹、慢性光化性皮炎等光敏性疾病及光线促发或加重的皮肤病。2.测定方法

取前臂屈侧，背部或腹部为受试部位，一侧照射 UVA，另一侧照射 UVB，每侧 8 孔，各孔照射剂量递增。

3.结果判定及意义

24 小时判定结果，观察所测 UVA，UVB 孔内皮肤变化，观察到红斑的下 Ⅰ 格作为最小红斑量（MED 值），MED 值低于正常人群提示光敏感；受试者 UVB 的 MED 值低于正常人群 MED 值，提示受试者光毒性耐受力降低；受试者 UVA 的 MED 值低于正常人群的 MED 值，提示光敏感性高；受试部位出现速发风团，提示日光性荨麻疹。

4.注意事项

①进行照射时，受试者和操作人员须戴护目镜。

②选择无皮损的正常皮肤为照射区。

③试验过程中，操作人员不得离开现场，避免让受试者自行操作设备，认真监护设备运行，做好辐照记录。

④受试部位应避日晒、烫洗，搔抓等刺激。

⑤照射部位可出现红斑反应，继而色素沉着，红斑处可涂抹激素类外用药，色素沉着可自行消退。

第四节　皮肤病的预防

一、保持皮肤清洁卫生

平时应讲究卫生，纠正不良习惯，注意皮肤的正确护理和保健；积极参加体育活动和锻炼，既可增强体质，也对保持皮肤健康，提高皮肤的抗病能力起到积极作用。

二、皮肤老化及光线性皮肤病的预防

避免日晒、避免食用光敏性食物及药物，避免使用光敏性化妆品；夏季外出打遮阳伞，暴露部位搽防晒霜等。

三、色素沉着性皮肤病的预防

尽量减少紫外线对皮肤的损伤，不宜长期使用对皮肤有害的剥脱剂或激素制剂，

避免使用劣质化妆品。同时应保持心情舒畅、生活规律及充足的睡眠。

四、化妆品性皮肤病的预防

敏感体质的人在使用化妆品前，最好先进行斑贴试验，不要盲目大量使用，以免发生过敏反应；避免使用劣质或过期化妆品，减少长时间涂用彩妆，卸妆应彻底、清洁。

五、皮脂腺分泌过多所致皮肤病的预防

较常见，如痤疮、脂溢性皮炎等，应作息规律，合理膳食，注意清洁皮肤，避免用手挤捏皮疹。

六、瘙痒性皮肤病的预防

要积极寻找原因，劝诫患者不要过度搔抓或外用刺激性强的药物，勿用热水烫洗，禁食酒类，辛辣刺激的食物，防止皮肤病加重和复发。

七、传染性皮肤病的预防

对于传染性皮肤病如疥疮，麻风，性传播疾病，头癣、脓疱疮等，发现传染源应及时隔离，切断传播途径，早发现、早诊断，早治疗。同时做好卫生宣教工作，讲究卫生，改变不良卫生习惯，向患者宣传教育有关防止传染性皮肤病的知识。

八、变态反应性皮肤病的预防

应仔细寻找过敏源，避免再次接触或再次摄入；禁用有关的致敏药物，包括中成药或含致敏药物成分的复合药物；谨慎食用易引起变态反应的异种蛋白食物，如鱼，虾，蟹、蛋等；未使用过的化妆品应先小面积试用，如有过敏表现，应立即停用，切不可勉强使用；对于慢性荨麻疹等病因较复杂的皮肤病应仔细寻找过敏源，并避免再次接触。

九、职业性皮肤病的预防

开展对工作环境中的致病因素调查，对工作中接触的可能引起疾病的化学、物理、生物因素，应仔细了解接触方式、工作和工艺流程、与疾病的相互关系等。应尽可能发现病因，改进工艺流程，改善工作条件，对职业性皮肤病进行防护。还要指导工人了解职业性皮肤病的知识，做好个人防护。

十、皮肤肿瘤的预防

避免日光暴晒，日晒伤可诱发皮肤肿瘤。避免使用可能致癌的化学物质，不吸

烟，定期体检，一旦皮肤出现异常情况应及时就诊，做到早发现、早治疗。

第五节　皮肤病的护理

一、药疹患者的护理

（一）荨麻疹及血管性水肿

1.概述

荨麻疹临床极常见，是由于皮肤、黏膜小血管扩张及渗透性增加而出现的一种局限性水肿性反应。约有15%～25%的人一生中至少患过一次荨麻疹及血管性水肿。其中40%的人单患荨麻疹，10%的人单患血管性水肿，50%的人有荨麻疹和血管性水肿的合并表现。根据病程持续时间，荨麻疹分为急性（6周内皮损消退）和慢性（皮损持续6周以上）两类。

血管性水肿又名血管神经性水肿或巨大性荨麻疹。主要系因真皮深部和皮下组织小血管受累，组胺等介质导致血管扩张、渗透性增高，渗出液自血管进入疏松组织形成局限性水肿。

荨麻疹和血管性水肿属于由IgE介导的即发型（Ⅰ型）变态反应。服用青霉素和相关的抗生素所导致的机体出现过敏反应，是引起荨麻疹和血管性水肿的最常见原因。50%慢性荨麻疹患者在1年后症状消失，20%病程＞20年；50%-～75%的荨麻疹伴血管性水肿患者5年内仍有活动性病变，20%病程＞20年。因血管性水肿死亡的患者中，约1/3是由喉头水肿所致。

2.护理评估

（1）健康史

药物、食物过敏史是引起荨麻疹和血管性水肿的常见原因。家族史对荨麻疹无临床诊断意义。20%左右的患者既往有荨麻疹病史。

（2）临床表现

荨麻疹和血管性水肿在临床上的表现有许多不同点，具体比较见下表（表1-1）。

表1-1　两种药疹的临床表现比较

	荨麻疹	血管性水肿
发病时间	任何年龄均可发病。以傍晚发作者较多	通常在夜间发病，醒后发现
发疹部位	风团常为突然出现，可发生在任何体表部位	为急性局限性水肿，多见于皮下组织疏松处，如眼睑、口唇、包皮、头皮、耳郭、口腔黏膜、舌、喉等部位

	荨麻疹	血管性水肿
皮疹特点	数毫米至数厘米大小，圆形或卵圆形，红色或白色，可向周围扩展成环形、弓形或融合成不规则的斑块。一般12~24小时内消退，不形成鳞屑或色素沉着	水肿处皮肤紧张发亮，边界不清，呈淡红色或较苍白，质地柔软，为不可凹陷性水肿。肿胀约2~3天后消退，且不留痕迹
伴随症状	皮损常有瘙痒。黏膜受累时刻出现鼻炎、呼吸窘迫、腹痛和声嘶，后者是一种因喉头水肿所导致的严重的呼吸困难	患者感轻微瘙痒和疼痛。胃肠道和呼吸道病变可引起呼吸困难、声嘶、吞咽困难、腹痛、腹泻、呕吐等

（3）辅助检查

①组织病理：

真皮水肿，皮肤毛细血管及小血管扩张充血，淋巴管扩张，血管周围轻度炎症细胞浸润。水肿在真皮上部最明显，不仅表现在胶原束间，甚至在胶原纤维间也可见水肿而使纤维分离。胶原纤维染色变淡，胶原束间隙增宽。

②皮肤专科检查：

皮损分布的部位评估；皮损的面积评估；皮损的外观形态评估；皮损发生的时间及周期评估等。

③实验室检查：

白细胞增高、血沉增快、抗核抗体和血清补体阳性等。

④其他：

光、运动、热水浴试验，直接皮肤划痕试验和皮内试验，斑贴试验等。

（4）心理-社会因素

由于疾病的突发、病情的反复常使患者感到紧张、焦虑、恐惧、抑郁、无助、濒死、绝望等不良情绪反应。

（三）护理问题

①潜在并发症：喉头水肿，因荨麻疹、血管性水肿侵犯呼吸道黏膜所致。

②瘙痒：因荨麻疹、血管性水肿导致的皮肤风团所致。

③睡眠形态紊乱：因荨麻疹、血管性水肿夜间突发风团，局部皮肤瘙痒所致。

④焦虑：因荨麻疹、血管性水肿的突发、反复，担心疾病治疗的预后所致。

⑤知识缺乏：因缺乏荨麻疹、血管性水肿的相关疾病知识所致。

（四）护理目标

①患者住院期间未发生喉头水肿。

②患者住院期间主诉瘙痒感减轻。

③患者住院期间夜间睡眠时间延长，睡眠质量好，醒后精神好，无疲乏感。

④患者三天内心态平稳，焦虑感消除。

⑤患者两天内能说出此病治疗的注意事项，并能主动与医护人员合作。

（五）护理措施

1.一般护理

包括瘙痒、病情观察、饮食及皮损护理等几方面。

①瘙痒：为本病的主要症状。减轻瘙痒的措施有：通过看电视、聊天、看书、看报、讲趣闻等分散注意力；避免用肥皂、热水洗澡，忌用手搔抓及摩擦；避免穿着粗、硬、厚及化纤衣裤；避免烈日暴晒；保持室内适宜的温度、湿度，保持空气清新；加强宣教，嘱患者切勿将表皮抓破，强调保持局部皮肤完整、清洁、干燥的重要性。

②在治疗期间，患者病情会有多次反复，因此，临床护士严密观察病情变化十分重要；皮疹的发生、腹部疼痛和腹泻等主诉，都提示病情的反复；随时和定时询问患者了解患者呼吸情况；如果主诉咽部有异物感，提示患者有轻微的喉头水肿；如出现严重的憋气、呼吸困难等症状，则提示患者发生了喉头水肿的危急状况。

③腹型荨麻疹患者：应指导患者避免食用粗糙、带壳及硬的食物，以免加重腹痛及引起上消化道出血。

④遵医嘱红斑瘙痒处予炉甘石洗剂外用，并指导患者涂抹外用药的正确方法。

2.心理护理

研究发现，心理压抑、精神紧张可致瘙痒复发或加重。人具有生物性和社会性，是心理和生理的统一体，心理与生理是相互依存、相互影响的，护士不能只看病，不看人；只护身，不护心，应以心理学理论作指导，多与患者沟通、交谈，改变患者不正确的认知、不良的心理状态，调整患者情绪，调动主观能动性，树立战胜疾病的信心，以良好的心理接受治疗及护理。

3.治疗配合

①当患者发生喉头水肿的紧急状况时，护士应立即给予吸氧、建立静脉通路，准备气管切开包或气管插管等抢救物品和抢救药品，积极配合医生进行急救。

②腹型荨麻疹患者应记录出入量，避免发生水、电解质失衡。

4.用药护理

①注意观察抗组胺药物的疗效及副作用，加强药物宣教，保证患者服药后的安全，阻止服药的患者驾车、开动转动的机器。

②使用钙剂治疗时，以防外漏引起组织坏死，注意观察输液管是否有回血以及输液是否通畅等。发现外漏必须及时与医生取得联系，尽快处理。

③治疗过程中使用大剂量糖皮质激素输注治疗时，滴速不宜过快，否则易引起心慌、头昏等症状，加强巡视，严密观察，及时发现病情变化。同时倾听不适主诉，注

意观察是否发生药物副作用，如高血糖、高血压、低血钾、消化道出血、低钙、精神异常等。

（二）重症多形红斑型药疹

1.概述

重症多形红斑型药疹又称为 Stevens-Johnson 综合征，是由 Stevens-Johnson 于 1922 年最先报道，它是多形红斑中最严重的一型。重症多形红斑型药疹的发病率为每年（1.2～6.0）/100 万，多数的病例是由于服用致敏药物所引起的抗原，抗体变态反应。主要的预防措施是避免再次接触致敏药物。Stevens-Johnson 综合征的病程为 3～6 周，死亡率平均为 5%～15%，伴发的败血症、消化道出血、脑水肿和肝肾损害可导致患者死亡。黏膜损害消退后常遗留瘢痕。眼损害最为严重，据报道可高达 91%，常出现角膜炎、虹膜粘连、倒睫、视力下降甚至失明等。

重症多形红斑型药疹主要的致病因素为药物，明显有关的药物有以下三类。

2.护理评估

（1）健康史

多数重症多形红斑型药疹的患者均有明确的药物过敏史，既往史和家族史对疾病诊断无临床意义。

（2）临床表现

起病急骤，有明显的全身中毒症状，如高热、寒战、头痛、乏力、腹泻等。皮损为水肿性鲜红、暗红或紫红色斑，斑上迅速发生水疱或大疱、血性疱及瘀斑。皮疹扩展快，数日内即可泛发至全身。皮疹数目不多，但黏膜损害广泛且严重，唇、颊、舌黏膜红肿，出现水疱、糜烂、出血或形成浅溃疡。

（3）辅助检查

①组织病理：表皮细胞内和细胞间水肿，重时可形成表皮内疱，伴基底细胞液化。表皮内可见坏死的角质形成细胞是本病的特征。严重时表皮大片坏死，真皮乳头水肿，甚至形成表皮下疱，真皮浅层血管扩张充血，血管周围有淋巴细胞和组织细胞浸润，有时可见红细胞外渗。

②皮肤专科检查：皮损分布的部位评估；皮损的面积评估；皮损的外观形态评估等。

③实验室检查：血白细胞计数增高，血沉加快，抗"O"值增高，C 反应蛋白阳性，低蛋白血症，汞、电解质紊乱，贫血。如有肾脏损害，可有蛋白尿、血尿、尿素氮增高。

（4）心理-社会因素

由于疾病的突发、病情进展的迅速与严重性，患者常产生焦虑、恐惧、抑郁、情绪不稳定、悲观、绝望、厌世、轻生、孤独感、对生活失去信心等不良情绪反应。

3.护理问题

①疼痛：因重症多形红斑型药疹导致局部皮肤、黏膜破溃、糜烂所致。

②体温过高：因重症多形红斑型药疹导致体温调节功能受损所致。

③有感染的危险：因重症多形红斑型药疹导致局部皮肤、黏膜破溃、糜烂；治疗过程中需要大剂量应用糖皮质激素药物所致。

④皮肤完整性受损：因重症多形红斑型药疹导致局部皮肤、黏膜破溃、糜烂所致。

⑤营养失调：低于机体需要因重症多形红斑型药疹导致口腔黏膜破溃、进食减少所致。

⑥焦虑：因重症多形红斑型药疹病情的突发、病情的不断加重、担心疾病治疗效果及预后情况所致。

⑦自我形象紊乱：因重症多形红斑型药疹导致局部皮肤水肿性红斑、黏膜充血、破溃、糜烂所致。

⑧知识缺乏：因缺乏重症多形红斑型药疹的相关疾病知识所致。

4.护理目标

①患者疼痛剧烈时可于2小时以内缓解；患者住院期间主诉疼痛缓解。

②患者发热时体温可于4小时内降至正常范围。

③患者住院期间无感染的发生，表现为体温、血象正常，局部皮损清洁干燥。

④患者住院期间破溃皮损结痂。

⑤患者1日内可正确复述出5种以上高蛋白食品；1个月内患者白蛋白指标达到正常。

⑥患者3日内心态平稳，焦虑感消除。

⑦患者3日内能说出本病的基本知识、治疗方法，能正确认识所患疾病，情绪稳定。

⑧患者3日内能说出此病治疗的注意事项，并能主动与医护人员合作。

5.护理措施

（1）一般护理

包括饮食、高热、黏膜皮损、预防感染、疼痛护理等几方面。

①鼓励患者多饮水，以帮助机体尽快排出致敏药物。由于疾病的消耗，使患者丢失大量的体液和蛋白质，故应鼓励患者进食高热量、高蛋白、高维生素、多汁易消化的食物。口腔有糜烂、溃疡造成进食困难时，可遵医嘱首先经静脉给予胃肠外营养，而后再逐渐进食流食或半流食，并可适当加入治疗性膳食。

②高热期间密切观察体温变化，避免使用药物降温，以冰袋物理降温为宜。同时观察、记录降温效果。发热出汗较多时，应及时擦干汗液，更换衣被，防止受凉。

③Stevens-Johnson综合征黏膜损害广泛而严重，针对不同部位的黏膜，采取不同护理措施。

④保持皮肤黏膜的完整，保持全身干燥，水疱予无菌注射器抽吸。皮肤红斑、瘙痒可对症外涂炉甘石洗剂或艾洛松软膏，每日2次。

⑤将患者置于单人病房实行保护性隔离，严格限制探视人数。保持病房内环境的安静，避免零散操作及外界干扰。医护人员进入病室前须戴帽子、口罩，接触患者前要洗手或戴手套。换药时严格注意无菌操作，必要时穿隔离衣，以避免感染等并发症的发生。病房保持空气流通。保持病室内地板的清洁干燥及床单位、物品的整洁，每日协助患者将病室环境加以整理后，并用0.5%。的含氯消毒剂擦拭消毒1～2次。保持患者床单、被罩、枕套、毛巾垫等的清洁、无污，每日更换1～2次。

⑥治疗性操作过程中针对患者的抵触情绪，护士不可急躁、埋怨患者，应多使用鼓励性语言，以分散患者注意力，并注意动作轻柔，避免粗暴动作造成患者的疼痛。

（2）心理护理

①使用倾听技巧，了解患者心理变化。针对患者心理状态、情绪不同，因人而异采取疏泄、劝导、解释、安慰、暗示等手段，有的放矢地进行护理教育及个人心理护理指导。针对患者不同心理进行不同的教育与指导，特别是对于文化素质水平低的患者反复多次进行，使他们对教育内容能够理解、遵守、接受。

②患者卧床期间可收听音乐、广播等，也可让家属为其读报，既可增加感官刺激，又可增加患者与家属沟通和交流的机会。

③Stevens-Johnson综合征发病急、起病重，且病情进展迅速，常使患者身心承受着巨大压力，护士应多与患者沟通，多关心患者、鼓励患者，耐心细致地解答患者的疑问。护士通过语言、表情、态度、行为等多方面影响患者的感受和情绪，使之感到温暖，从而减少顾虑，增强战胜疾病的信心，积极配合治疗。

（3）治疗配合

严密观察病情变化，及时反馈信息给医生，随时调整治疗方案。

（4）用药护理

①早期足量的糖皮质激素冲击治疗是降低病死率的关键。应用糖皮质激素治疗早期，应密切观察皮疹控制情况，以指导激素的用量。在药物减量过程中，也应注意皮疹有无复发或反跳，及时准确为医生提供患者的病情变化，使其合理地调整治疗方案。由于激素用量大，时间相对较长，应警惕发生各种不良反应，如高血压、高血糖、低血钾、低钙、继发感染、精神异常、消化道出血等。故应注意体重及水、电解质的变化，定期查血生化、便常规及潜血、分泌物培养。

②静脉输注入丙种球蛋白（IVIG）：主要用于自身免疫性疾病。IVIG含有高浓度各种特异性抗体，能在短时间内使血中抗体水平迅速提高。通过抗体的中和、补体结合及调理作用达到抗感染、增加机体免疫力的作用。近年来研究表明，Stevens-Johnson综合征在接受大剂量糖皮质激素治疗过程中，为降低副作用的发生，缩短治疗时间，常联合应用IVIG治疗。IVIG使用的注意事项：4℃冰箱保存，输液前须提前置于

常温下复温；输液前后均需要使用生理盐水冲管；输液过程中控制输液滴速在60滴/分以下，严密观察患者的反应，注意有无输液反应、过敏反应的发生。

二、银屑病患者的护理

（一）寻常型银屑病

1.概述

寻常型银屑病是最常见的临床类型，大多急性起病：典型的临床特征是白色鳞屑、发亮薄膜和点状出血。在疾病发展过程中，皮损形态可表现为点滴状、钱币状、地图状、环状、带状、蛎壳状、疣状、脂溢性皮炎样、扁平苔藓样、慢性肥厚性等。组织病理提示表皮明显不规则增厚，角化不全，海绵状微脓肿（Munro微脓肿），真皮层毛细血管扩张、扭曲和上部T细胞浸润。

2.护理评估

（1）健康史

研究证明银屑病存在遗传易患性，国外文献报道有家族史者约占总发病率的1/3，国内报道为20%左右。单亲或双亲患病使子女的发病率上升分别为8%、41%，单卵双生和异卵双生子的银屑病一致率分别为65%和30%。部分患者有银屑病既往史。过敏史对疾病诊断无临床意义。

（2）临床表现

由于皮肤损害的部位不同，其临床表现各有特点（表1-2）。

表1-2　寻常型银屑病的临床表现

皮损部位	主要临床表现
头皮银屑病	出现融合成片甚至满布头皮、边界清楚的鳞屑性红斑，皮损处毛发由于厚积的鳞屑紧缩而成束状，犹如毛笔，但毛发正常，无折断及脱落
颜面银屑病	多在急性进行期出现，呈点滴状或指甲大小浸润性红色丘疹或红斑，鳞屑较薄，或无鳞屑。皮损散在分布，或呈脂溢性皮炎样
皱褶部银屑病	少数患者可发生于腋窝、乳房下、腹股沟、会阴部。皮损呈界限明显的炎性红斑，无鳞屑，多呈湿疹样变化
掌跖银屑病	一般少见。皮损为境界明显的角化斑块，中央较厚，边缘较薄，斑上可有点状白色鳞屑或点状凹陷
黏膜银屑病	约有10%的患者出现黏膜受累。常发生在龟头和包皮内侧
指（趾）甲银屑病	甲病变的发生率为10%～50%，发病无性别差异，40岁以上发病率比20岁以下的患者高2倍，有报道证实发现指甲、趾甲的受累分别为50%、35%。甲病变的常见表现按降序依次为甲凹陷点、甲变色、甲床肥厚、甲剥离、裂片型出血等
毛囊性银屑病	临床上罕见。成人型见于妇女，皮损对称分布于两股部；儿童型见于非进行期银屑病患儿，皮损为非对称性斑块，好发于躯干及腋部

（3）辅助检查

①组织病理：表皮明显增厚伴角化不全，角质层内或下见 Munro 小脓肿，颗粒层变薄或消失，乳头部毛细血管扩张扭曲，管壁增厚，真皮上部血管周围炎症细胞浸润，乳头部水肿并向上延长。

②皮肤专科检查：皮损分布的部位评估；皮损的面积评估；皮损的外观形态评估等。

（4）心理-社会因素

本病发病率较高，病因不明，病程长，且不能根治，易于复发，尤以侵犯青壮年为多，故疾病对患者的生活、工作、社交等方面造成巨大影响，患者常出现焦虑、恐惧、厌世、悲观、失望、自卑、愤怒等负性情绪。

3.护理问题

①瘙痒：因寻常型银屑病导致皮肤出现鳞屑性红斑所致。

②睡眠形态紊乱：因寻常型银屑病导致局部皮损瘙痒所致。

③营养失调：低于机体需要因寻常型银屑病导致皮肤大量脱屑、蛋白质丢失所致。

④自我形象紊乱：因寻常型银屑病导致指甲变形、局部皮肤出现鳞屑性红斑所致。

⑤焦虑：因寻常型银屑病不断复发、不能根治、担心疾病预后情况所致。

⑥知识缺乏：因缺乏寻常型银屑病的相关疾病知识所致。

4.护理目标

①患者住院期间主诉瘙痒感减轻。

②患者住院期间夜间睡眠时间延长，睡眠质量好，醒后精神好，无疲乏感。

③患者1日内可正确复述出5种以上高蛋白食品；1个月内患者白蛋白指标达到正常。

④患者3日内能说出本病的基本知识、治疗方法，能正确认识所患疾病，情绪稳定。

⑤患者3日内心态平稳，焦虑感消除。

⑥患者2日内能说出此病治疗的注意事项，并能主动与医护人员合作。

5.护理措施

（1）一般护理

包括饮食、环境、皮损、瘙痒的护理几方面。

①鼓励患者进食高蛋白、高热量、高维生素、低脂肪饮食，如肉、蛋、豆制品及新鲜蔬菜等。忌食海鲜、辛辣刺激性食物，禁饮酒。

②床铺保持平整、清洁卫生，及时清扫皮屑，保持室内空气新鲜流通，定期消毒。

③对于头部皮损较重的患者应将头发剃掉，以便药物治疗。除急性进行期外，保持皮肤清洁，可使用碱性弱的肥皂洗澡，以减少对皮肤的刺激。急性期避免日光中紫外线的照射，减少户外活动的时间，阳光强烈时外出应打伞。

④告知患者应修剪指甲，尽量避免搔抓皮肤，如瘙痒剧烈，可用指腹轻轻按压皮肤，以免抓破皮肤而引起继发感染。避免机械性摩擦，选择棉织衣服、被褥，不宜选用人造纤维、皮毛等，衣服宜宽松。

（2）心理护理

良好的心理、稳定的情绪是治疗疾病的根本，所以心理护理尤为重要。

①根据患者的心理特点，做好针对性护理。向患者耐心解释发病的原因及不良的心态对疾病的影响。帮助其安心治疗，树立战胜疾病的信心。对痛苦忧郁者多予劝导安慰；对疑虑不安者认真解答疑问；对悲观自弃者多予鼓励；对反复发病者应协助查找病因并尽力去除各种诱因。

②建立良好的护患关系，用与知心朋友谈话般的语言对患者进行交流，针对患者不同心理进行不同的教育与指导，特别是对于文化素质水平低的患者反复多次进行，使他们对教育内容能够理解、遵守、接受。

③规劝家属要理解、同情、关心患者，避免在患者面前讲到刺激性的语言，增加患者家属对医务人员的信任度，积极配合医护人员，减轻患者思想压力和思想包袱。

（3）治疗配合

药浴：是皮肤科常用的辅助治疗方法。

注意事项：水温控制在36～38℃，治疗时间为15～20分钟；女性经期、体弱及有严重心血管疾患患者，不宜药浴；药浴过程中多巡视、观察患者，发现不良反应立即停止治疗；严格消毒浴盆，防止交叉感染，或者使用一次性药浴袋套在浴缸内面进行泡浴也可。

（4）用药护理

①寻常型银屑病患者使用外用药前，最好用40℃左右温水洗澡（洗澡时尽量少用肥皂并避免用力擦洗鳞屑）后搽药，以达到除去皮损处沉积的药膏和鳞屑，软化皮损，利于药物吸收的作用。

②外用药物的选用，应从低浓度向高浓度逐渐过渡。急性期禁用刺激性强的外用药物，如必要在用药前应小片皮肤试用，确认无刺激症状后方可使用。

③向患者讲解正确擦药的方法及注意事项，并予以示范。

（二）关节病型银屑病

1.概述

关节病型银屑病又名银屑病性关节炎。银屑病在关节炎患者中较为常见，比正常人多2～3倍。关节炎在银屑病患者中的发生率约为6.8%，大大超过了非银屑患者群中关节炎的发病率。据国外文献报道，关节病型银屑病的发病率约占银屑病患者的

1%。关节病型银屑病除有银屑病损害外，患者还发生类风湿关节炎症状，其关节症状往往与皮肤症状同时加重或减轻。多数病例常继发于银屑病之后或多次反复发病后，症状恶化而发生关节改变。病程多为慢性，且往往经年累月而不易治愈。

2.护理评估

（1）健康史

本病有家族发病史，并有遗传倾向。国内文献报道有家族史者约10%～23.8%，国外文献报道有家族史者约10%～80%。一般认为约为30%。部分患者有银屑病既往史。过敏史对疾病诊断无临床意义。

（2）临床表现

关节病型银屑病的皮肤损害见寻常型银屑病，周围性关节炎症状可发生于大小关节，亦可见于脊柱，但以手、腕及足等小关节多见，尤以指（趾）关节，特别是指（趾）末端关节受累更为普遍。受累关节可红肿、疼痛，重者大关节积液，附近皮肤红肿，关节活动受限，长久之后，关节强直、肌肉萎缩。发热等全身症状较少见。

（3）辅助检查

①组织病理：大体同寻常型银屑病，同时伴有类风湿性关节炎的病理特征。

②皮肤专科检查：皮损分布的部位评估；皮损的面积评估；皮损的外观形态评估等。

③X线检查：为非对称性关节病变。受累关节边缘有轻度肥大性改变，无普遍脱钙。骨破坏位于一个或数个远侧指关节，表现为指（趾）间关节侵蚀、关节间隙变窄、关节内及关节周围积液。近侧指关节受累很少或无改变。部分病例X线检查受累关节可有类风湿性关节炎的表现。

④实验室检查：非特异性贫血，血沉加快，血清类风湿因子及抗核抗体一般为阴性，尿酸无明显增加。近半数患者HLA-B27阳性。

（4）心理-社会因素

患者因为疾病的迁延不愈，病情反复、加重，容易产生恐惧、焦虑、抑郁、易激惹、悲观、绝望、厌世、轻生、孤独感、对生活失去信心、自卑等不良情绪反应。

3.护理问题

①瘙痒：因关节型银屑病导致局部皮肤出现鳞屑性红斑所致。

②疼痛：因关节型银屑病病变侵犯局部关节，导致关节疼痛所致。

③睡眠形态紊乱：因关节型银屑病导致局部关节疼痛、皮肤瘙痒所致。

④（部分）生活自理能力缺陷：因关节型银屑病导致关节疼痛、关节活动受限所致。

⑤营养失调：低于机体需要：因关节型银屑病导致皮肤大量脱屑，蛋白质丢失所致。

⑥自我形象紊乱：因关节型银屑病导致局部关节、指甲变形，皮肤大面积红斑、

脱屑所致。

⑦焦虑：因关节型银屑病的不断复发、加重，对于疾病治疗的未知、不确定性所致。

⑧知识缺乏：因缺乏关节型银屑病的相关疾病知识所致。

4.护理目标

①患者住院期间主诉瘙痒感减轻。

②患者疼痛剧烈时可于2小时以内缓解；住院期间患者主诉疼痛感减轻。

③患者住院期间夜间睡眠时间延长，睡眠质量好，醒后精神好，无疲乏感。

④患者日常需要可以得到满足；1个月内患者可自行完成日常活动。

⑤患者1日内可正确复述出5种以上高蛋白食品；1个月内患者白蛋白指标达到正常。

⑥患者3日内能说出本病的基本知识、治疗方法，能正确认识所患疾病，情绪稳定。

⑦患者3日内心态平稳，焦虑消除。

⑧患者2日内能说出此病治疗的注意事项，并能主动与医护人员合作。

5.护理措施

（1）一般护理

包括饮食、关节、瘙痒、基础及生活护理等几方面。

①鼓励患者进食高蛋白、高维生素、易消化、营养丰富的食物和新鲜蔬菜、水果；少吃辛辣刺激性的食物，戒烟戒酒，以免加重病情。

②保持关节的功能位，根据患者的病情指导患者进行循序渐进的活动，避免发生关节强直。

③向患者解释切勿搔抓皮肤以防继发感染。瘙痒明显时，可局部涂抹止痒药膏或用双手轻轻按压皮肤，以减轻症状。

④认真做好基础护理，每日扫床时将大量脱落鳞屑彻底清理干净，以保持床铺平整、清洁、干燥。

⑤患者卧床期间加强巡视，满足患者的生活需要，做好生活护理。协助患者完成简单的日常活动，如帮助患者把常用物品（便器、水杯、手纸等）、呼叫器放于伸手可及的位置，方便患者使用。

（2）心理护理

患者入院后应向患者及家属耐心解释精神心理因素与疾病的关系，把不良心理对疾病造成的影响及通过心理护理治疗成功的病例介绍给患者，增强患者对于疾病治疗的信心。给予患者精心周到的照顾，满足其心理需要，在语言、行动上不要歧视患者，引导患者吐露心理问题，从而有计划地开展心理护理，使患者以乐观、积极的心境接受治疗。

（3）治疗配合

严密观察病情变化和用药后患者反应，及时反馈信息给医生，调整治疗方案。

（4）用药护理

①免疫抑制剂（如甲氨蝶呤等）可引起口腔及胃肠道黏膜损害，骨髓抑制，肝、肾功能损害。用药过程中应遵医嘱定期检查血、尿常规及肝、肾功能。并鼓励患者多饮水，以减少肾毒性，加速药物排泄。输液过程中加强巡视，防止药液外渗。

②激素疗效迅速而可靠，应严格掌握用药指征并注意逐渐减量，不可突然停药，以免引起反跳现象。用药过程中观察其副作用，如消化道出血、高血压、高血糖、骨质疏松、低血钾、精神异常等，发现异常后及时通知医生，协助医生给予正确的处理。

第二章 皮肤病的治疗

第一节 皮肤病的基本治疗方法

一、皮肤病的内用药物疗法

（一）抗组胺药物

1.概述

（1）抗组胺药分类

大部分第一代药物镇静作用较强，可能同时阻断了自主受体；而第二代出受体拮抗药进入中枢神经系统较少，镇静作用较弱。此外，尚有第三代或受体拮抗药。

（2）抗组胺药作用机制

①抑制血管渗出和减少组织水肿：用于血管神经性水肿、荨麻疹、湿疹等效果较好。

②抑制平滑肌收缩：用于支气管哮喘、过敏性胃肠痉挛等效果较差。但这与肾上腺素有一定的协同作用。哌啶及羟嗪类药物兼有抗5-羟色胺的作用，有一定解痉作用。

③镇痛麻醉作用：与某些麻醉药结构相似，有些能够止痛，镇痒。2%的苯海拉明配成油膏或霜剂治疗痒症亦有效。

④抗胆碱作用：与东莨菪碱及阿托品相似，有制止分泌、扩张支气管、弛缓胃肠平滑肌作用，有时亦可加速心率，部分患者用后有口干等不良反应。

（3）抗组胺药临床应用

变态反应：Ⅰ型变态反应性疾病，如变态反应性机制引发的荨麻疹、血管性水肿、特应性皮炎、过敏性休克、药疹等。Ⅱ型、Ⅳ型变态反应疗效及确切机制不明。

非变态反应：①由组胺释放剂引起的荨麻疹、血管性水肿、药疹等；②物理性荨麻疹及其他非变态反应原因引起的荨麻疹；③非变态反应性虫咬反应。

止痒：减轻急性接触性皮炎和虫咬皮炎的瘙痒、水肿和灼热感及瘙痒性皮肤病和伴有瘙痒的各种皮肤病的瘙痒症状。止痒确切机制及疗效不明，或为镇静或嗜睡作用，或为抗5-羟色胺等炎症介质作用。全身用药以缓解瘙痒时，其作用有限。

治疗其他疾病：赛庚啶（12mg/d）治疗胆汁淤积型肝炎的严重瘙痒，改善类癌综合征患者的皮肤潮红和腹泻等症状；曲尼斯特（Tranilast）预防和治疗瘢痕疙瘩和肥大性瘢痕（成年人60mg/d，儿童酌减），还可治疗肉芽肿性唇炎和皮肤结节病（300mg/d，连服3个月）。

晕动症和前庭神经失衡：东莨菪碱和某些第一代出受体拮抗药是最有效的预防晕动症的药物，如果与麻黄碱或安非他明合用，可增强此作用。最有效的抗组胺药是苯海拉明和异丙嗪。六氢吡啶类（赛克力嗪和美可洛嗪）对晕动症的预防也有重要作用，有人认为可有效预防晕动症的抗组胺制剂，对梅尼埃病也有用。

（4）不良反应

约25%H_1受体拮抗药都有不良反应，但不同个体反应不同。

①镇静作用：最常见，嗜睡突出，乙醇胺类和酚噻嗪类镇静作用更明显，其他类型的嗜睡作用较轻，大多数个体在连续投用H_1受体拮抗药数天后镇静作用有所改善；其他有头晕、耳鸣、运动失调、视物模糊、复视。有时中枢神经系统的作用可以是刺激性，主要为神经质、易怒、失眠和发抖。

②胃肠道症状：是第二个最常见的不良反应，尤其是乙二胺类抗组胺药。主要表现有食欲减退、恶心、呕吐、上腹部不适、腹泻、便秘，进食时服用可减轻这些表现。

③抗胆碱能作用：有黏膜干燥、排尿困难、尿潴留、尿痛、尿频、阳痿，主要见于乙醇胺类、酚噻嗪类和哌嗪类抗组胺药。

④其他：不常见的不良反应有头痛、喉头发紧、针刺感和麻木感。静脉用药可出现暂时性低血压。皮肤反应很少见，有湿疹样皮炎、荨麻疹、瘀斑、固定性药疹和光敏性。也可发生急性中毒，尤其是儿童，主要表现有幻觉、共济失调、运动失调、手足徐动症和惊厥，抗胆碱能作用为皮肤发红、皮温升高、脉搏变细。

（5）注意事项

①致敏：如被H_1受体拮抗药致敏，再次用药或相关的化合物可产生湿疹样皮炎，有些H_1受体拮抗药外用可引起接触性皮炎。

②其他：肝、肾功能障碍者慎用，高空作业、驾驶员、飞行员禁用。老年人服用后发生痴呆或头晕的概率较成年人高。

（6）药物相互作用

当H_1受体拮抗药与具有中枢神经系统抑制作用的乙醇或其他药物联用时，可加重其抑制作用。饮酒或与中枢抑制药合用时，可增强抗组胺药物的作用，故应调整剂量。酚噻嗪类抗组胺药可阻止肾上腺素的血管加压作用。服用单胺氧化酶抑制药的患者，禁用出受体拮抗药。本类药物与糖皮质激素同时使用，可降低后者的疗效。

2.第一代 H_1 受体拮抗药

（1）作用和用法

所有的 H_1 受体拮抗药都是稳定的胺类。

第一代 H_1 受体拮抗药除了抗组胺作用外，还有镇静、抗胆碱能活性、局部麻醉、止吐和抗运动病的作用。有些出受体拮抗药（如阿扎他定）可抑制肥大细胞释放炎性介质。

（2）药动学

H_1 受体拮抗药口服后通过胃肠吸收，服药后 30min 可起效，1～2h 达最大效果，持续 4～6H 有的能持续较长时间。如成年人口服溴苯吡胺、氯苯那敏和羟嗪，作用可超过 20h。在儿童中，氯苯那敏的血清半衰期较短，但在老年人中，其半衰期较长。在原发性胆汁性肝硬化患者，羟嗪的半衰期延长，肝病患者中，药动学可能有改变。H_1 受体拮抗药是通过肝细胞色素 P450 系统代谢的。服药后 24h 内由尿完全排泄。

3.第二代 H_1 受体拮抗药

（1）此类药物优点

与第一代出受体拮抗药相比，其优点是：①不易透过血-脑屏障，因其为厌脂活性防止其通过血-脑屏障，它们对 H_1 受体的作用仅限于外周神经。而且对非出受体的亲和力非常低。不产生或仅产生轻微产生嗜睡作用，对神经系统的影响较小。②口服后很快吸收，非索非那定、氯雷他定和西替利嗪胃肠道吸收很好，口服药物后 1～2h 血药浓度即可达峰值。多在肝内代谢，由肾或消化道排泄。③仅有很小或无抗胆碱能作用。④作用时间较长。阿司咪唑半衰期长达 18～20d。与之相比，特非那定的半衰期较短（4.5h）。⑤服用方便，每日 1 次。由于它们的化学结构互不相同，其药动学和临床效果也不完全相同。

（2）常用第二代 H_1 受体拮抗药

①特非那定：

作用：口服后 2h 达血药浓度高峰，不易透过血-脑屏障，无抗胆碱活性。可用于急慢性荨麻疹、特应性皮炎、虫咬皮炎、湿疹等。也可用于皮肤瘙痒症和肝病性瘙痒（可与考来烯胺合用）。

用法：成年人及 12 岁以上儿童用量为 60mg，2/d；6～12 岁每次 30mg，2/d。该药偶有头痛、头晕、倦怠、口干、多汗或胃肠不适，高剂量或同肝细胞色素 P450 酶抑制药，可引起 Q-T 间期延长，导致心律失常，甚至心搏骤停及猝死。动物实验胎儿致畸或死亡，妊娠期和哺乳期妇女禁用，1997 年 4 月 FDA 停止其在美国市场出售。

②阿司咪唑：

作用：口服一段时间后停药，其抗组胺作用可持续 2～3 周。用于急慢性荨麻疹、皮肤划痕症、特应性皮炎。

用法：成年人与 12 岁以上儿童每日每次 10mg；儿童 5mg，1/d，6 岁以下儿童按 0.2mg/（kg·d）给药。宜餐前 1h 或空腹服用。不良反应有长期服用食欲和体重增加。超量服用或与抑制 CYP3A4 同工酶的药物并用偶可引起严重心脏反应，孕妇应避免使用。美国 FDA 已向世界警告，其在美国不再批准使用。

③西替利嗪：

作用：有直接抑制嗜酸性粒细胞的聚集和功能，并可抑制缓激肽及血小板活性因子的作用，但不引起嗜酸性粒细胞脱颗粒。适应于荨麻疹、特应性皮炎、虫咬皮炎、嗜酸性脓疱性毛囊炎、银屑病。

用法：推荐用量为 10mg，1/d，不良反应有轻中度嗜睡、疲乏、注意力不集中，无心脏毒性。

④左西替利嗪：

为西替利嗪的左旋体，对比受体的亲和力为西替利嗪的 2 倍。药理作用、适应证及注意事项同西替利嗪。成年人及 6 岁以上儿童，5mg，1/d。

⑤氯雷他定：

作用：属高强效和安全的外周比受体拮抗药，减少肥大细胞释放介质，还可抑制白细胞介素和白三烯的形成。无中枢镇静作用和抗胆碱能等不良反应。对心脏钾通道抑制作用极低，不易导致心脏 Q-T 间期延长，安全性好。适应证为急性或慢性荨麻疹、皮肤划痕症、瘙痒性皮肤病及其他过敏性皮肤病。

用法：用量为成年人每日服 10mg，6～12 岁儿童，每日 5mg，6 岁以下儿童每 10kg 体重每日 2mg，一次服用。不良反应有乏力、镇静、头痛和口干，孕妇慎用。

⑥地氯雷他定：

是氯雷他定的活性产物，药效是氯雷他定的 10 倍，无潜伏心脏毒性。成年人及 12 岁以上儿童，5mg，1/d。

⑦咪唑斯汀：

作用：拮抗 H_1 受体和 5-酯氧合酶的双重活性，从而抑制组胺、缓激肽、白三烯等炎症介质。没有发现严重的心脏毒性作用。适用于慢性荨麻疹、过敏性鼻炎。

用法：成年人和 12 岁以上儿童每日 10mg。不良反应轻微，个别患者有头痛、口干、困意、乏力和胃肠功能紊乱。严重肝病和心脏病、心律失常、心电图异常、低血钾时禁用。不宜和唑类抗真菌药或大环内酯类药物同时使用。

⑧非索非那丁：

作用：是特非那定在体内有活性的代谢产物。无特非那定的心脏毒性作用。可抑制肥大细胞释放组胺。降低上皮细胞间黏附分子的表达浓度依赖性减少和白介素-6 的释放；可显著减少白介素-8、粒细胞-巨噬细胞集落刺激因子和可溶性黏附分子的释放。无镇静作用和抗胆碱作用。用于急性或慢性荨麻疹、过敏性鼻炎。

用法：口服 60mg，2～3/d（120～180mg/d）。安全性良好，无延长 Q-T 间期和心律失常的潜在危险。不会与肝药酶抑制药，如唑类抗真菌药和大环内酯类抗生素，发生相互作用。

⑨氮斯汀：

除抗组胺作用外，尚有抑制白三烯合成和释放，抗乙酰胆碱、组胺、5-羟色胺作用。片剂 2mg，成年人及 12 岁以上儿童，2mg，2/d。

⑩依巴斯汀：

作用：依巴斯汀属于氯哌斯汀类的出受体拮抗药，显著抑制红斑和风团，药物进入体内后转化为有药理活性的代谢产物——羟酸代谢物卡巴斯汀，不能穿过血-脑屏障，无中枢镇静作用。用于慢性特发性荨麻疹、过敏性鼻炎。

用法：口服，成人用量 10mg，1/d；6～12 岁儿童 5 mg，1/d；大剂量 20mg，1/d 是用于较严重过敏性疾病的成年患者。不良反应有头痛、口干和嗜睡，少见的有腹痛、恶心、消化不良、乏力、咽炎、鼻出血、鼻炎和失眠等。对已知有心脏病风险（如 Q-T 间期延长）、低钾血症者慎用。

⑪依匹斯汀：

为 H_1 受体拮抗药，对组胺、白三烯 4、PAF、5-羟色胺有抑制作用。本药难以通过血-脑屏障，故嗜睡症状轻，对 CNS 作用小，也无心脏毒性，其抑制风团和红肿的速度快于西替利嗪，而效果与西替利嗪无显著差异。每片 10mg，成年人 20mg，1/d。

4.作用于 H_2 受体抗组胺药

（1）作用机制

H_2 受体阻断药与组胺可逆性竞争 H_2 受体位点。

此类药物与 H_2 受体有较强的亲和力，使组胺不能与该受体相结合，从而对抗组胺的作用。

（2）皮肤科应用

H_2 受体拮抗药与 H_1 受体拮抗药联用治疗人工性荨麻疹、慢性荨麻疹和血管性水肿效果较好，该类药物对全身性疾病、恶性淋巴瘤引起的皮肤瘙痒亦有明显的止痒效果。此外，西咪替丁还有增强细胞免疫功能及抗雄激素样作用，能减少皮脂分泌，可用于治疗带状疱疹、妇女多毛症和痤疮。孕妇及哺乳期妇女慎用。

（3）毒性

H_2 受体阻断药耐受性很好，仅 1%～2% 的病例报道发生不良反应。

①中枢神经系统功能失常：老年患者最常见语言不清、谵妄和精神错乱。

②内分泌影响：西咪替丁与雄激素受体结合后，引起抗雄激素作用，有报道见男性患者乳房女性化，女性患者发生溢乳等。某些男性患者发生精子数量减少及可复性阳痿，而疗程在 8 周以下者很少发生这些反应。雷尼替丁、法莫替丁、尼扎替丁似乎不影响内分泌。

③肝毒性：西咪替丁会引起胆汁淤积，雷尼替丁引起伴有或不伴黄疸的肝炎，法莫替丁和尼扎替丁引起肝酶试验异常。

④孕妇和乳母：因为%受体拮抗药能通过胎盘，只有当绝对需要时才可以给孕妇用此类药物。

（4）常用 H_2 受体拮抗药

①西咪替丁：

作用：药物能抑制组胺%受体，抑制胃酸分泌，尚有抑制肥大细胞和嗜碱性粒细胞释放组胺、免疫调节、降低抑制T细胞活性，抗病毒、抗肿瘤、抗雄性激素作用。可用于血管性水肿、免疫疾病中的皮肤瘙痒、急慢性荨麻疹、色素性荨麻疹、系统疾病中的皮肤瘙痒、肥大细胞增多症。也可用于女性雄激素脱发、女性多毛、痤疮、脂溢性皮炎、免疫受损者带状疱疹，嗜酸性筋膜炎，早期皮肤T细胞淋巴瘤。

用法：每次200mg，4/d。不良反应有头痛、眩晕、呕吐、腹泻、便秘、血清转氨酶升高及药疹等。孕妇及哺乳妇女慎用。男性长期应用可致阳痿及精子减少。

②雷尼替丁（Ranitidine）：

用于治疗慢性荨麻疹（300mg，2/d，与H_1受体合用）、异位性皮炎、寻常痤疮、银屑病（连服4～6个月）。一般用量为150mg，每日2次。不良反应小，有头痛，腹泻、便秘，在大剂量条件时，亦无抗雄激素作用。

5.肥大细胞膜保护药

（1）色甘酸钠

①作用：可阻止致敏的肥大细胞释放组胺、白三烯等。从而稳定肥大细胞膜，阻止肥大细胞脱颗粒。但对皮肤肥大细胞的作用可能很小。可用于控制异位性皮炎伴有的呼吸道和肠道症状，对控制肥大细胞所引起的胃肠道症状也是帮助。

②用法：为粉末喷雾吸入，每次20mg，4/d。

（2）酮替芬

抗变态反应药物，可抑制肥大细胞和嗜碱性粒细胞释放组胺和慢反应物质，有很强的抗过敏作用。具备稳定肥大细胞膜及组胺出受体拮抗双重作用。

酮替芬用于治疗哮喘、季节性鼻炎、过敏性结膜炎、食物过敏，也用于治疗慢性、人工、胆碱能性、寒冷性荨麻疹。

稳定或改善系统性硬皮病病情。治疗肥大细胞介导的其他的皮肤病。神经纤维瘤中包含了大量的肥大细胞，酮替芬可减慢神经纤维瘤生长速度，减轻瘤体疼痛或瘙痒。

治疗成年人色素性荨麻疹或肥大细胞增生症（每日0.05mg/kg）有效。酮替芬对早期进行性弥漫性硬皮病和局限性硬皮病治疗有效，使用剂量均为每日6mg，连续用药14～24个月。

（3）曲尼司特

①作用：本品为新型抗变态反应药，通过抑制肥大细胞脱颗粒，阻止组胺和其他化学介质释放，起到抗过敏作用。对 Arthus 反应亦有效。临床应用于治疗支气管哮喘、过敏性鼻炎、荨麻疹、湿疹。亦用于瘢痕疙瘩、局限性硬皮病、肥大细胞增生症、肉芽肿性唇炎。

②用法：口服，每次 0.1g，3/d；小儿每日 5mg/kg，分 3 次服用。不良反应有胃肠道反应；偶见皮疹、瘙痒；肝功能损害；膀胱炎，出现尿频、尿痛、血尿。

6.三环类抗抑郁药

多塞平有较强的拮抗 H_1 受体和一定的拮抗 H_2 受体的作用，治疗慢性荨麻疹、物理性荨麻疹有较好效果；成年人口服 25mg，3/d，儿童用量酌减；2% 多塞平外用有良好的止痒作用。

（二）抗白三烯药

1.概述

抗白三烯药分两种：白三烯受体拮抗药和合成抑制药，作为一种抗炎制剂，对哮喘、过敏性鼻炎、炎症性肠病等疾病有确切的疗效，在皮肤科也早有应用。

2.扎鲁司特

①药理作用：选择性与半胱氨酰 LTC_4、LTD_4 和 LTE_4 受体结合而发挥其拮抗作用。

②适应证：同孟鲁司特钠，但作用较强。

③用法：成年人口服每次 20mg，2/d。

④注意事项：茶碱或红霉素与扎鲁司特合用，可使扎鲁司特的血药浓度降低 30%～40%。而阿司匹林可增加扎鲁司特的血药浓度约 45%。用药时应加以注意。扎鲁司特较安全，并易耐受。不良反应为暂时性，为轻度消化道反应、头痛、咽炎等。本品上市后，发现有极少数人出现 Churg-Strauss 综合征。是一种罕见的系统性血管炎，其特征为结节性脉管炎伴有血管外嗜酸性粒细胞浸润、周围血嗜酸性粒细胞增多和哮喘等。一旦综合征发生，应停药，必要时可应用免疫抑制药（如环磷酰胺、甲氨蝶呤等）。

⑤制剂：片剂，20mg。

3.孟鲁司特纳

①药理作用：是半胱氨酰白三烯 D_4 受体（$CysLTD_4R$）拮抗药，从而使炎症介质白三烯 D_4（LTD_4）失去生物活性，内科用于预防和治疗哮喘。

②适应证：用于特应性皮炎，慢性荨麻疹、银屑病等。

③用法：成年人口服每次 10mg，2/d。

④注意事项：孟鲁司特钠较完全，易耐受。此药可有轻度胃肠道反应、腹泻、腹部不适、面部潮红、右季肋部触痛、头痛等，程度较轻，一般能自愈。可发生 Churg-Strauss 综合征。不能与影响肝细胞色素 P450 同工酶的药物（如红霉素、伊曲康唑等）合用。

⑤制剂：片剂，10mg。

二、皮肤病的外用药物疗法

（一）外用药物的性能

1.清洁剂

用于清除皮损处的浆液、脓液、鳞屑、痂皮或残留药物等。常用的有3%硼酸溶液、生理盐水、植物油、矿物油和1∶8000高锰酸钾液等。

2.保护剂

性质温和无刺激性药物。具有保护皮肤、减少摩擦和防止外来刺激的作用。常用的有氧化锌粉、淀粉、炉甘石洗剂、滑石粉和植物油等。

3.止痒药

可分为麻醉止痒、清凉止痒、抗变态止痒和糖皮质激素止痒。常用的有5%苯唑卡因、1%盐酸达克罗宁、2%多塞平、0.5%～1%薄荷脑、2%樟脑、1%麝香草酚及1%苯酚等。

4.抗菌药具

有杀菌或抑菌作用，常用的有2%硼酸、0.1%雷弗奴尔、1%～2%甲紫、1∶5 000高锰酸钾、0.5%～1%新霉素、2%莫匹罗星、1%克林霉素、5%-10%过氧化苯甲酰等。

5.抗病毒药

3%～5%阿昔洛韦和5%～10%碘苷（又称疱疹净），主要用于治疗单纯疱疹和带状疱疹，均需多次用药（至少每日5次）和于疾病的早期应用，才有效果。10%～40%足叶草酯主要用于治疗尖锐湿疣和跖疣。足叶草酯毒素（Podophyllotoxin）是足叶草酯的主要活性成分制剂。

6.抗真菌药

（1）唑类

2%～3%克霉唑（对红癣亦有效）、1%益康唑（对某些 G^+ 菌亦有效）、2%咪康唑（达克宁）、2%酮康唑（对亚硫酸盐过敏者禁用）和1%联苯唑（对花斑癣效果尤佳）。

（2）丙烯胺类

如1%特比萘芬。

（3）多烯类

如制霉菌素、两性霉素B。

（4）合成药类

如环丙酮胺（环利软膏）、10%十一烯酸、5%～10%水杨酸、6%～12%苯甲酸、10%～30%冰醋酸、2.5%硫化硒（希尔生）等。

①克霉唑（Clotrimazole）：广谱抗真菌药，1%～5%霜剂、软膏外用治疗皮肤癣菌

病和皮肤念珠菌病。

②咪康唑（Miconazole）：2%乳膏、酊剂用于皮肤真菌病及甲真菌病。唑类药物对真菌皆有效，对 G^+ 球菌高度敏感，对炭疽菌有效。

③益康唑（Econazole）：为苯乙基咪唑衍生物。对皮肤癣菌、酵母菌、双相型真菌及革兰阳性菌等均有杀菌和抑菌作用。目前主要有1%软膏、霜剂、酊剂外用治疗皮肤癣菌病和阴道念珠菌感染。

7.杀虫药

具有杀灭疥螨、虱、蠕形螨等寄生虫并兼有抗菌、止痒作用。常用的有5%～10%硫黄、1%林旦、2%甲硝唑、25%苯甲酸苄酯、0.1%苄氯菊酯和50%百部酊等。

8.角质促成药

促进表皮正常的角质形成，有轻度兴奋和刺激作用，促进局部小血管收缩，减轻炎症渗出和浸润，使表皮恢复正常角化。适用于角化不全的疾病如银屑病。常用的有2%～5%焦油类药物、1%～3%水杨酸、3%～5%硫黄、0.1%～0.5%蒽林等。

9.角质剥脱药

又称角质松解药。能软化和溶解角质、使角质脱落。用于角化过度性皮肤病。常用的有5%～10%水杨酸、10%间苯二酚、20%～40%尿素、10%硫黄、5%～10%乳酸、10%～30%冰醋酸、0.1%～0.2%维A酸和5%尿囊素等。

10.收敛药

使毛细血管收缩，对蛋白质有凝固沉淀作用，能使渗液减少，促进炎症消退，抑制皮脂和汗腺分泌。常用的有0.2%～0.5%醋酸铅、3%～5%醋酸铝、0.1%～0.3%硝酸银等，均配成溶液湿敷。2%明矾液和5%甲醛溶液用于多汗症。

11.腐蚀药

具有腐蚀作用，用于破坏和除去增生的肉芽组织及赘生物。常用的有30%～50%三氯醋酸、纯苯酚、硝酸银棒、5%～20%乳酸等。

12.细胞毒制剂

外用能抑制皮肤肿瘤细胞分裂和繁殖及弱免疫抑制作用。

①足叶草酯（Podophyllin）：10%～25%足叶草脂安息香酊用于肛门生殖器疣，有致畸作用，孕妇禁用。局部全身反应严重，已成为过时药物。0.5%鬼臼毒素（Podophyllotox-in）优于足叶草脂，局部刺激小，全身不良反应极罕见。

②氟尿嘧啶（Fluorouracil，5-FU）：为胸腺嘧啶核苷酸合成酶抑制药，能阻止DNA合成5%软膏，用于疣、鲍温病、脂溢性角化。

③平阳霉素（Bleomycin）：阻滞DNA合成和修复。外用0.1%软膏或皮损内注射，治疗各种疣、鳞癌等。

13.遮光药

通过吸收部分紫外线或阻止光线穿透而具有遮光防晒作用。如5%～10%对氨基苯甲酸、5%~20%水杨酸苯酯软膏（萨罗，Salol）、二苯甲酮类、肉桂酸酯类、5%二氧化钛、10%氧化锌以及5%奎宁等。

14.脱色药

3%氢醌可使皮肤脱色变白，可能与氢醌能阻断酪氨酸或酪氨酸酶合成黑色素的通路有关。20%壬二酸霜有抑制黑色素细胞的作用。

（二）外用药物的剂型

1.湿敷剂

药物溶解于水中而成，主要用于湿敷。开放性冷湿敷具有散热、抗炎、止痒、清洁及吸收渗液的作用。适用于急性皮炎和湿疹有糜烂渗液时。常用的有3%硼酸溶液、0.2%~0.5%醋酸铝液、0.1%雷弗奴尔液、1：5000高锰酸钾液。

2.粉剂

是一种或多种干燥粉末状药物均匀制成。具有保护、散热、吸湿和止痒作用。适用于急性皮炎和湿疹无糜烂渗出时。常用的有滑石粉、氧化锌粉、炉甘石粉和淀粉等，可将数种药粉混合使用，撒布于患处。

3.洗剂

又称振荡剂，为不溶性药粉与水混合而成，洗剂的作用与粉剂相似，但黏附性较强。适应证与粉剂相似。常用的有炉甘石洗剂、复方硫黄洗剂等。使用时应充分振荡。洗剂不宜用于毛发部位。

4.油剂

药物溶解或混悬于植物油或液状石蜡混合而成，其中药粉成分占30%~50%。油剂具有润滑、保护、收敛和抗炎作用。适用于亚急性皮炎、湿疹有少许渗液时，常用的有40%氧化锌油剂。

5.药物香波

指有治疗作用的清洗头发头皮的有黏稠的清洁剂，有抗炎、杀菌、去屑及止痒作用，用于头皮脂溢性皮炎、头部石棉状糠疹、头皮银屑病。

6.搽剂

指用于揉搽或涂抹皮肤表面的液体药剂。药物溶解、分散、乳化于水、油、醇或其他介质而得。可分为油溶液型和乳浊剂型，常用有松碘搽剂、昆虫叮咬搽剂、清凉乳剂等。有保护、刺激、抗炎、收敛、镇痛、渗透及清除鳞屑和痂皮等作用，用于泛发性瘙痒性皮肤病，油溶液型可用于干燥性皮肤病。

7.乳剂

油和水经乳化而成，分为水包油型乳剂（oil-in-water，o/w，称为霜）和油包水型乳剂（water-in-oil，w/o，称为脂）。乳剂具有保护、润滑皮肤的作用，渗透性能较好，适用于亚急性和慢性皮炎。常用的有皮质激素类乳剂，可直接涂搽于患处，不需包扎，易于清洗。

8.凝胶

是一种由高分子聚合物和有机溶剂（如聚乙二醇、丙二醇）为基质的新剂型，呈透明的半固体或固体状。无油腻感，美容上易被接受，而且可以用于有毛部位。但凝胶没有任何保护和润肤作用，容易被汗液冲走。用于急性炎症或糜烂性损害，可引起刺激。

9.软膏

药物与油脂基质混匀而成。软膏中药物成分占25%以下。常用的基质为凡士林、动物脂肪、单软膏（植物油、蜂蜡）等。软膏具有保护、润滑、软化痂皮的作用，渗透性强。适用于慢性湿疹、神经性皮炎等。软膏可阻止局部水分蒸发，因此不适用于急性皮炎、湿疹。

10.糊剂

固体成分占25%～50%的软膏称为糊剂，其作用类似软膏，但因所含药粉较多，故有一定的吸湿作用。适用于亚急性皮炎和湿疹渗出甚少者。常用的有氧化锌糊剂，还可根据治疗需要加入其他药物。糊剂的穿透性比软膏差，对深部炎症作用不大，毛发处不宜使用糊剂。

11.硬膏

药物溶于或混合于黏着性基质中并涂布在裱褙材料（如纸、布或有孔塑料薄膜）上而成。黏着性基质一般由脂肪酸盐、树脂、橡胶等组成。硬膏粘贴于皮肤表面后，可阻止水分蒸发，使角质层软化，有利于药物渗透吸收，作用持久深入，且使用简便清洁。可用于慢性浸润肥厚性局限性皮肤病，如神经性皮炎、慢性湿疹等。常用的有绊创硬膏（氧化锌橡皮硬膏）、药物硬膏（如肤疾宁硬膏）、中药硬膏等。糜烂渗出性皮肤病禁用硬膏。

三、外用药物治疗原则和注意事项

（一）正确选择药物

应根据不同的病因、自觉症状和病理变化，选择相应作用的药物，如真菌性皮肤病选用抗真菌药；脓皮病选用抗菌药；瘙痒性皮肤病选用止痒药；角化不全性皮肤病选用角质促成药。

（二）正确选择剂

剂型的选择非常重要，主要根据皮损的性质而定。急性期炎症性皮损无糜烂渗液而仅有红斑、丘疹和水疱者可选用洗剂或粉剂；如炎症较重，出现糜烂渗液时，则用溶液湿敷。亚急性期炎症性皮损渗出甚少者可用糊剂或油剂；若皮损已干燥脱屑，使用乳剂比较合适。慢性期炎症性皮损，可选用软膏、硬膏、涂膜剂、乳剂、酊剂。单纯瘙痒而无皮损者，可用酊剂、醋剂或乳剂。

（三）注意事项

1.药物浓度

外用药物的浓度要适当，特别是有刺激性的药物，应先用低浓度，然后根据病情需要和患者耐受程度，逐渐增加浓度。

2.年龄、性别和皮损部位

刺激性强的药物不宜应用于婴幼儿、妇女，以及面部、口腔周围和黏膜。

3.用药方法

例如外用乳剂或软膏时，对表浅性皮损，可单纯涂搽；如皮肤浸润肥厚、苔藓化，可局部涂布加塑料薄膜封包，以促进药物渗透，提高疗效。但封包法易继发细菌和真菌感染，不宜久用。外用药的用法应向患者交代清楚。

4.用药不良反应

随时注意药物不良反应的发生，如有刺激、过敏或中毒现象，应立即停药并做适当处理。

第二节　皮肤病的物理治疗

一、紫外线疗法

紫外线为不可见光，以其生物学特性分为长波紫外线（UVA，波长320～400nm）、中波紫外线（UVB，波长290～320nm）、短波紫外线（UVC，波长180～290nm），根据皮肤红斑及黑素形成作用的不同，UVA又分为UVA1（波长340～400nm）、UVA2（波长320～340nm）。紫外线穿透皮肤的能力与其波长有关，波长越长其穿透性越强，波长越短其穿透性越弱，UVC大部分被角质层反射和吸收，约8%可达棘层；UVB大部分被表皮吸收；UVA约56%可透入真皮，最深可达真皮中部。

（一）紫外线光源

1.自然光源（阳光） 阳光中含有不同波长的紫外线，可作为紫外线治疗的光源，其强弱与地理位置、海拔、季节、大气透明度、照射时间及气候变化等因素有关。

2.人工光源

（1）高压水银石英灯

是利用热电子发射后在水银蒸气中所产生的弧光放电对疾病进行治疗。辐射光谱45%～50%为可见光线（绿光、紫光等），50%～55%为紫外线，主要为UVA和UVB，其中辐射最强为波长365nm和313nm的紫外线。可进行局部、全身和体腔照射。

（2）低压水银石英灯

即紫外线杀菌灯，是利用热电子发射后在低压水银蒸气中所产生的弧光放电起到杀菌的作用。辐射光光谱主要为UVC波段，波长最长为254nm的紫外线。

（3）冷光水银石英灯

辐射光谱中85%为波长254nm的紫外线，常用于体腔黏膜及小面积皮肤直接接触或近距离照射。

（4）黑光灯

是一种低压汞荧光灯，其辐射光谱主要为300～400nm的紫外线。常作为光化学疗法治疗某些皮肤病时的光源。

（二）生物学效应

紫外线的生物学作用较为复杂，可对酶系统、活性递质、原生质膜、细胞代谢、机体免疫功能和遗传物质等多系统、多组织产生直接和间接作用，所产生的光化学反应，可引起复杂的生物学效应。

1.红斑反应

紫外线照射皮肤或黏膜后，经过2～6小时局部出现程度不等的红斑反应，机制可能是角质形成细胞、内皮细胞、肥大细胞等，在紫外线的作用下产生多种细胞因子或活性递质，如白介素、激肽、前列腺素、组胺、肿瘤坏死因子和各种水解酶等，导致血管扩张出现红斑。

紫外线产生的红斑为一种非特异性急性炎症反应，主要病理改变为皮肤乳头层毛细血管扩张、血管内充满红细胞和白细胞、内皮间隙增宽、通透性增强、白细胞游出和皮肤水肿，其中UVB、UVC引起表皮的变化比真皮明显，而UVA则能引起真皮的明显变化。紫外线照射剂量越大，潜伏期越短，则红斑反应越强，持续时间越长，其中UVA产生红斑反应所需照射剂量约为UVB的1000倍。

2.色素沉着

紫外线照射后可促进黑素细胞体积增大，树枝状突延长，细胞内酪氨酸酶活性增强，从而黑素合成增加，引起皮肤色素沉着。照射后立即出现色素沉着，停止照射后6～8小时逐渐消失，称为直接色素沉着，为波长300～420nm的紫外线引起；照射后数日方出现的色素沉着，称延迟色素沉着。

3.增强皮肤屏障作用

紫外线照射能促进皮肤角质层增厚，可使皮肤增强对紫外线的反射和吸收，减轻紫外线对皮肤的损伤，并能使角质层中的神经酰胺等脂质的含量增加，有利于角质层水分的保留。

4.抑制表皮增生

紫外线照射皮肤后，通过干扰过度增殖表皮细胞DNA、RNA和蛋白质的合成，起到抑制表皮增生的作用。

5.促进维生素D生成波长275～325nm的紫外线照射皮肤后，作用于7-脱氢胆固醇，形成维生素D_3。

6.免疫作用

紫外线照射后作用于皮肤多种组织细胞，产生多种细胞因子及活性物质，直接和间接对皮肤的免疫功能产生一定的影响。

（1）免疫抑制作用

紫外线可使皮肤的主要抗原呈递细胞郎格汉斯细胞数量减少、形态改变和功能降低，从而抑制皮肤接触过敏反应和迟发型超敏反应；使尿刊酸由反式结构转为顺式结构，从而抑制免疫活性细胞的功能。

（2）免疫增强作用

紫外线照射皮肤后，可使角质形成细胞产生多种白细胞介素和肿瘤坏死因子-α，参与免疫细胞的激活、分化和增殖，同时使免疫球蛋白形成增多，增强补体活性和网状内皮细胞的吞噬功能，改变T细胞亚群成分和分布等，从而增强皮肤的免疫功能。

（三）治疗作用

1.消炎杀菌作用

紫外线红斑量照射为一种强抗炎因子，尤其对皮肤浅层组织的急性感染性炎症效果显著。对浅层感染及开放性感染，紫外线具有直接杀菌作用，可使红斑部位血液和淋巴液的循环得以改善，提高组织细胞活性，加强巨噬细胞的吞噬功能，促进炎症消退和水肿消散。

2.促进组织再生

紫外线红斑量照射能显著改善局部血液循环，同时增强血管壁渗透性，有利损伤组织的营养物质供应，加速组织的再生机能，促进结缔组织及上皮细胞的生长，加快伤口或溃疡的愈合。

3.止痛作用

红斑量紫外线照射对交感神经节具有"封闭"作用，可降低神经兴奋性，达到止痛作用，而且对感染性、非感染性、风湿性及神经性等各种疼痛亦有好的镇痛作用。

4.脱敏作用

红斑量紫外线照射可使组织中的组胺酶含量增加，其分解产生的组织胺，可抑制Ⅰ型和Ⅱ型变态反应，达到脱敏的作用。

5.促进色素再生

紫外线的色素沉着生物学效应，可促进色素脱失性皮肤病的色素再生，达到白斑复色的目的。

6.其他

如抗佝偻作用、增强药物疗效作用、调节内分泌及胃肠功能作用等。

（四）人体敏感性

机体对紫外线的敏感性受多种因素的影响，主要有以下几个方面：

1.部位

一般躯干部皮肤对紫外线最为敏感，上肢较下肢敏感，四肢屈侧较伸侧敏感，手足敏感性最低。敏感程度依次为腹腰部＞面、颈部、胸部、背部、臀部＞上肢内侧面、下肢后侧面＞上肢外侧面、下肢前侧面＞手掌、足趾。

2.年龄与性别

新生儿和老年人对紫外线敏感性低，2岁以内的幼儿和青春期青少年对紫外线敏感性高，其中2个月至1岁的婴儿对紫外线敏感性最高。男女及皮肤颜色深浅对紫外线的敏感性差别不甚明显，但女性在经前期、月经期及妊娠期对紫外线的敏感性增强。

3.季节与地区

人体皮肤对紫外线的敏感性随季节变化有所不同，如春季敏感性高，夏季降低，至秋冬季又逐渐升高。不同地区，阳光辐射强度和照射时间长短不同，皮肤对紫外线敏感性也随之波动，如生活在高原较平原地区者紫外线敏感性要低。

4.机体的功能状态

高级神经中枢兴奋性增强时，机体对紫外线的敏感性增高，受到抑制时敏感性降低。神经损伤、神经炎、中枢神经病变、体质虚弱，以及体力或脑力劳动后处于高度疲倦状态时，机体对紫外线的敏感性也降低等。

5.疾病

机体的各种病理改变均可影响紫外线的敏感性，如甲亢、湿疹、高血压、急性风湿性关节炎、糖尿病、活动性肺结核、日光性皮炎、白血病、痛风、感染性多关节炎、恶性贫血、食物中毒、雷诺病等，可使局部或全身皮肤对紫外线敏感性增强。而糙皮病、重度冻疮、急性重度传染病、慢性消耗性疾病、丹毒、慢性小腿溃疡、慢性化脓性伤口、重症感染、广泛软组织损伤、营养不良性干皮病等，可使局部或全身对紫外线敏感性有不同程度降低。

6.药物

某些药物如磺胺类、四环素、水杨酸、保泰松、甲基多巴、氢氯噻嗪、荧光素、异丙嗪、氯丙嗪、痛经宁、补骨脂素、碘剂等，可增强紫外线的敏感性。而糖皮质激素、吲哚美辛、胰岛素、钙剂、溴剂、硫代硫酸钠及某些麻醉剂等，可使机体对紫外线的敏感性降低。

（五）治疗方法

1.生物剂量测定

紫外线照射治疗一般以最小红斑量（MED）为一个生物剂量单位，即紫外线灯管在一定距离内（常为50厘米），垂直照射下引起皮肤最弱红斑反应（阈红斑反应）所需的照射时间。不同个体同一部位和同一个体不同部位MED也各不相同，临床一般选用下腹部皮肤作为MED测量的部位。

亚红斑量即小于1个MED，弱红斑量（一级红斑量）为2～4个MED，中红斑量（二级红斑量）为5～6个MED，强红斑量（三级红斑量）为7～10个MED，超强红斑量（四级红斑量）为1。个以上MED，临床紫外线治疗剂量最初常为亚红斑量。

2.照射方法和剂量

治疗部位的中央应与特定的光源中心垂直，并与光源保持一定的距离，进行局部或全身照射，全身照射首次剂量为80%MED，根据照射后的皮肤反应情况，逐渐增加剂量，一般增加量为初始照射剂量的20%～30%。临床根据情况一般隔日或每周照射3次，维持治疗可每周或每2周照射1次。

（六）适应证

适用于疖、痈、甲沟炎、蜂窝组织炎、丹毒、创伤感染、慢性苔藓样糠疹、慢性溃疡、褥疮、冻伤、瘙痒症、毛囊炎、荨麻疹、玫瑰糠疹、带状疱疹、斑秃、特应性皮炎、毛发红糠疹、色素性荨麻疹、慢性湿疹、接触性皮炎、光敏性皮炎、花斑癣、白癜风、银屑病、神经性皮炎等。

（七）禁忌证

患有系统性红斑狼疮、急性泛发性湿疹、日晒病、血卟啉病、着色性干皮病、凝血机制障碍有出血倾向、高热、发疹性传染病、严重过敏体质及严重心功能不全等疾病者，应慎用或禁用。

（八）不良反应

紫外线照射极少出现明显不良反应，偶有短时轻微发热、发冷、口干、舌燥、嗜睡、轻微头晕、胃肠道反应及皮肤红斑和瘙痒等症状，但可很快消退。

（九）注意事项

治疗时光源开启后3～5分钟待设备工作稳定后再进行照射，患者及工作人员应戴墨镜进行防护，男性阴囊部位需用白布遮盖保护。每次照射前应询问患者服药和饮食情况，对服用光敏性药物及食物者，以及根据季节变化情况等，紫外线照射剂量应酌情进行调整。若照射后局部出现细碎鳞屑，紫外线剂量不宜再增加；若出现大片脱皮，则应停止治疗，症状消退后从初始剂量重新照射。

二、冷冻疗法

冷冻疗法是从低温物理学向低温生物学和临床医学逐渐渗透所形成的一种治疗方法，可用于某些疾病的治疗、皮肤美容、冷冻免疫、低温生物保存、冷冻医疗仪器等诸多方面。

（一）制冷剂

1.气态制冷剂

主要有高压（多为100个大气压以上）氧气、氮气、二氧化碳气等。

2.液态制冷剂

主要有液态氮（–196℃）、氟利昂（–30℃～–40℃）、液态筑（–268.9℃）等。其中临床应用最为广泛的液氮为生产氧气的副产品，具有无色透明、无味、无毒、不自燃助燃、不导热导电、化学性质稳定等特点，在常温下容易气化，1单位体积的液态氮可产生约650倍体积的气态氮。

3.固态制冷剂

固态二氧化碳（即干冰，升华时可获得–78.9℃低温），具有无毒、无爆炸危险等特点，但不易保存。

（二）治疗原理

冷冻治疗是通过低温对病理组织或病变细胞的选择性破坏作用达到治疗目的的一种物理治疗方法。机制较为复杂，主要是通过低温将病理组织的温度降至–30～–190℃，使生物体内分子的运动速率减慢，病变细胞内形成冰晶，同时周围血管收缩，引起细胞内脱水、电解质紊乱、酸碱度失衡，以及血液瘀滞、脂蛋白复合体变性等，从而导致其溶解破坏而死亡，最后自行脱落，从而达到治疗作用。而且超低温冷冻尚具有局部麻醉、免疫调节和抑菌等多重作用。

（三）适应证

冷冻疗法虽能治疗多种皮肤疾病，但对不同疾病其疗效差异较大，临床使用时应注意选择适应证。

1.疗效显著的皮肤疾病

主要有寻常疣、扁平疣、尖锐湿疣、传染性软疣、单纯性血管瘤、蜘蛛痣、软纤维瘤、老年疣、睑黄瘤、早期基底细胞癌和鳞状细胞癌等。

2.疗效较好的皮肤病

主要有色素痣、雀斑、疣状痣、皮脂腺囊肿、皮脂腺痣、海绵状血管瘤、结节性痒疹及皮肤结核等。

3.疗效不肯定的皮肤病

主要有汗管角化病、神经性皮炎、酒渣鼻、痤疮、太田痣、白癜风、混合性血管瘤、鲜红斑痣、皮脂腺腺瘤、增生性瘢痕、扁平苔癣、皮肤淀粉样变等。

影响冷冻治疗效果的因素，除与疾病的种类有关外，还与患者的年龄、性别、病变的大小、部位、厚薄、深浅，以及冻融时间、重复次数、方法选择、操作者经验、个人体质等多种因素有关。一般在治疗适应证选择适宜的前提下，经过3～4次冷冻治疗后，病损与治疗前相比无明显改变者，可认为冷冻治疗无效，宜改用其他治疗方法。

（四）禁忌证

冷性荨麻疹、冷球蛋白血症、冷纤维蛋白原血症、冷凝集素血症、雷诺病及对冷冻不能耐受者等，为冷冻治疗的禁忌证。女性月经期间、不足3个月婴儿、局部或全身感染者等应暂缓冷冻治疗；有循环功能障碍、神经质、体弱高龄、高血压、脑血管疾病、孕妇及重症糖尿病者，应慎用或不宜冷冻治疗。

（五）治疗方法

冷冻技术治疗疾病的方法较多，并且随着现代治疗科学的不断发展，冷冻疗法也在不断出现新的方式和方法。

1.棉签法

为冷冻技术最初的一种治疗方法，即用与皮损大小合适的棉签浸蘸液氮后直接压迫病灶，数秒至30秒为一个冻融，一般不超过3个冻融。适用于体表浅在、较小的病灶。

2.金属探头接触法

即用与病变组织大小基本一致的液氮冷冻金属探头，直接接触病灶表面进行精确冷冻，避免损伤周围健康组织，适用于较平整的病灶。一般30～60秒为一个冻融。

3.喷射法

即用特制的液氮治疗罐和喷头，使液氮呈雾状直接喷射到病变组织表面，具有不受病灶形状、大小及部位限制的特点，适用于形状不规则、面积大及特殊部位的浅表性病灶。一次冻融时间多不超过30秒，冻融次数以1或2次为宜。

4.其他

如冻切法、浸入法、刺入法、倾注法、冷刀法等多种方法，多用于内脏肿瘤等特殊部位病灶的治疗，极少应用于皮肤病的治疗和美容。

临床中，冷冻治疗结合局部药物应用，如病灶冷冻后，再在其基底部注射干扰素、细胞因子、聚肌胞等，可提高治疗效果。

（六）注意事项

冷冻疗法虽然具有痛苦小、反应轻、不出血或出血少，以及操作简便、安全易行等优点，但由于冷冻亦为组织损伤性治疗，也会出现程度不同的冷冻不良反应，应引起注意。

1.疼痛

在冷冻时及冷冻后1～2天，大多数患者被冷冻的局部会出现可耐受的疼痛，一般不需处理，个别对冷敏感者需给予止痛药。

2.水肿

病灶冷冻后数分钟或数小时可出现大小不等的水疱，其周围正常皮肤亦可出现红肿，常在24小时内达到高峰，多数不需要处理，症状可自行缓解，少数可形成大疱和血疱，胀痛明显，影响活动，此时可将疱液用无菌注射器抽吸后，局部适当压迫即可。若有糜烂和较多渗液，可用3%～5%硼酸溶液局部湿敷，必要时给予相应药物控制症状。

3.色素减退或沉着

发生于冷冻痂皮脱落后，多为暂时性，可在半年内逐渐消退恢复至正常。引起色素加深的主要原因，可能与冻融次数过多、冻融时间长、冷冻时加压过重，以及痂皮过早去除、强烈日光照射、外用化妆品和个体差异等有关，治疗时应引起注意，掌握好冷冻时间，将冷冻后的注意事项向患者交代清楚。

4.出血

冷冻过深、强行取下冷冻金属探头，以及少数血管瘤正常冷冻或冷冻后挤压等，可能会造成局部出血，一般用棉球按压止血，外涂甲紫溶液即可，必要时住院观察。

5.瘢痕

冷冻治疗一般不会形成瘢痕，少数情况如冷冻过深、局部反应剧烈、继发感染、瘢痕体质等，可能愈后会留有瘢痕。

6.其他

如避开重要神经尤其面神经、避免空腹冷冻、足部冷冻前应进行消毒、冷冻时避开指（趾）端，以及组织疏松部位、黏膜等处损害，不能冷冻过深和时间过久等。

治疗期间要求患者保持局部清洁、干燥、暂停进食辛辣刺激性食品、不饮酒，尤其是面部损害，更应加强护理，冷冻后的痂皮应待其自行脱落，避免强行去除，避免应用化妆品和过早日光照射等。

三、光化学疗法

光化学疗法（PUVA）是利用光敏剂加强紫外线生物效应治疗疾病的一种方法。光敏剂效应可通过内服或外用补骨脂素的方法获得，照射的紫外线主要为人工光源所产生的长波紫外线（UVA）。

（一）作用机制

1.抑制DNA合成

补骨脂素在吸收长波紫外线后，可与表皮细胞中DNA的胸腺嘧啶碱基结合发生反应，形成光化合物胸腺嘧啶-C_4-环丁型补骨脂素，影响DNA复制，从而使表皮细胞核分裂受到抑制，更替周期延长，以及补骨脂素可促进活性氧传递，引起细胞损伤等，起到抑制表皮增生的作用。

2.抑制免疫反应

紫外线照射引起表皮细胞产生的多种细胞因子及活性物质，作用于真皮乳头的外周淋巴细胞，直接和间接对皮肤免疫反应起到抑制作用。

其他如色素沉着、促进维生素D生成、抗炎抗过敏等作用与单纯紫外线照射相同，但效果有所增强。

（二）治疗方法

1.光敏剂

常选用8-甲氧补骨脂素（8-MOP）、三甲基补骨脂素（TMP）和5-甲氧补骨脂素

（5-MOP）。我国主要使用的光敏剂为8-MOP，给药方法为0.5～0.8mg/kg，紫外线照射前2小时1次服用；或紫外线照射前1小时，局部或全身涂搽0.1%～0.2%8-MOP乙醇。

2.生物剂量测定

方法为口服8-MOP0.5～0.8mg/kg2小时后，在患者腹部或背部按紫外线生物剂量测定方法，进行最小光毒量（MPD）测定，以48小时后可观察到的最弱红斑所需照射时间或剂量为一个MPD。

3.照射剂量

长波紫外线起始照射剂量为0.75～1MPD，每次增加1/4～1/2MPD（增加固定照射剂量），每周照射3次或隔日1次。皮损消退95%以后，治疗频次依皮损改善情况逐渐减少。

（三）适应证

1.银屑病

（1）口服疗法

饭后服用8-MOP0.5～0.8mg/kg，2小时后照射UVA，每周3次；或口服5-MOP1.2mg/kg，1～3小时后照射UVA。近年采用口服维A酸类药物联合PUVA（Re-PUVA）、甲氨蝶呤（MTX）或环孢素A联合PUVA，以及PUVA+UVB等方法治疗银屑病，既减少了UVA累积剂量，也取得了较好疗效。

（2）外用疗法

局部外用0.05%～0.15%8-MOP乙醇后30～90分钟，照射UVA，每周2或3次，尤其对掌跖部损害有较好疗效。此外，局部外用糖皮质激素、蒽林、煤焦油或卡泊三醇后联合PUVA，可增强治疗效果。

（3）药浴法

温水150升加入0.25%TMP溶液2ml或8-MOP100～300mg，搅匀后浸浴15～20分钟后，照射UVA，每周2～3次。

2.白癜风

（1）大剂量补骨脂素疗法

口服8-MOP0.4～0.5mg/kg，1.5～2小时后照射UVA。UVA初始照射剂量为0.5～1.0J/cm²，并以每次0.25～0.5J/cm²剂量增加，直到无症状性红斑出现，最大照射剂量可达1.0～4.0J/cm²，每周2次，3～4个月为一疗程。

（2）小剂量补骨脂素疗法

口服8-MOP10mg1.5～2小时后照射UVA。UVA初始剂量为4.0J/cm²，每次增加剂量1～2J/cm²，直到无症状红斑出现，最大量可达14～20J/cm²，每周治疗2次，疗程3～4个月。

无论成人或儿童患者，均可用TMP替代8-MOP。成人TMP用量为0.6～0.8mg/kg，儿童为0.6mg/kg，2小时后照射日光（上午10点～下午3点），开始照射时间为5分钟，以后逐次增加，最长可达 2 小时，每周 2~3 次。

其他治疗白癜风的光化学疗法，包括口眼 L-苯丙氨酸 50mg/kg 后，30~45 分钟后照射 UVA，每周治疗 2 次，持续 6~8 个月；口服凯林 50~100mg，2.5 小时后照射 UVA5~15J/cm^2，每周 3 次；患处外涂 0.01%~0.1%8-MOP 乙醇后，涂搽酸性遮盖霜后迅速用衣服遮盖避光，30 分钟后照射 UVA0.12~0.25J/cm^2 等，均有不同程度疗效，但应注意口服和外用 PUVA 不能联合应用。

3.蕈样肉芽肿

红斑期或浸润早期的蕈样肉芽肿，PUVA 可作为首选治疗方法，并且可与外用氮芥、口服维 A 酸、注射干扰素等药物联合，能明显提高治疗效果。皮损消退后巩固治疗可延长缓解期。

4.特应性皮炎

对顽固性或反复发作，尤其是糖皮质激素依赖性特应性皮炎，PUVA（方法同银屑病）可作为一种有效的治疗方法，多数患者治疗后症状明显缓解或完全缓解，虽不能防止复发，但巩固治疗可延长缓解期，且复发症状也有所减轻。

5.掌跖脓疱病及手部湿疹

适宜采用外涂 8-MOP 或 TMP 法（或药物浸浴法）治疗，但 UVA 照射剂量应加大。一般治疗 30 次左右皮损可完全消退，复发后再次治疗仍有效。

6.其他

如光敏性皮炎、毛发红糠疹、斑秃、慢性移植物抗宿主病、扁平苔藓、类银屑病、泛发性肥大细胞增生症、色素性荨麻疹、水源性皮肤瘙痒症等，均可进行口服或外用 PUVA 治疗。

（四）禁忌证

妊娠、白内障、苯丙酮尿症、活动性肺结核、红斑狼疮、卟啉病、哺乳期、严重的心、肝、肾功能不全，以及接受放疗或同位素治疗者禁用。

（五）注意事项

光敏剂与牛奶或其他食物同服可减轻恶心等消化道症状，并应避免日光暴晒，外出时戴紫外线防护目镜 12~24 小时。少数患者治疗后可有疲乏、瘙痒、头痛、恶心等不良反应，但均为一过性，可很快缓解。

治疗过程中应注意将 UVA 累积照射剂量降至最低，以免皮肤发生严重不良反应。治疗期间减少或避免食用光敏性药物和食物，尽量不饮酒，照射前将患处其他外用药清洗干净，避免影响紫外线的穿透性。定期检查眼底、血尿常规和肝肾功能。

四、光动力学疗法

光动力学疗法（PDT）是一种在组织内加入外源性色素因子来增强相应光源吸收的治疗方法。是近年发展较为迅速的一种治疗皮肤病的新疗法。

（一）作用机制

机制尚不十分清楚，可能与全身或局部应用光敏剂后，在一定时间内接受特定波长的光照射，光敏剂在组织中发生一系列光化学和光生物学反应，使特定组织损伤而达到治疗目的。如扩张的浅层毛细血管注射光敏剂后被血管内皮细胞吸收，经过特定波长的光照射后，引起扩张毛细血管网的光动力学损伤，产生单态氧、自由基等可直接杀伤靶细胞，导致血管损伤，而表皮光敏剂含量低则不受损伤。

光动力学疗法不仅能迅速激发光动力学反应，产生活性单态氧，直接杀伤肿瘤细胞，而且可引起肿瘤血管内皮细胞损伤，使其通透性增强。此外，光动力学反应导致组织产生的各种细胞因子、溶酶体酶、趋化因子等介质，也可破坏肿瘤组织，起到治疗作用。

（二）治疗方法

1.光敏剂

临床常选用血卟啉衍生物（HPD）、8-氨基酮戊酸（ALA）、血啉甲醚（HMME）、苯卟啉衍生物（BPD）、酞菁类（Pcs）等。

2.光源

主要选用单色性和相干性好、功率大、发散角小、容易耦合于光导纤维的激光光源。

3.方法

治疗前在前臂内侧进行光敏剂皮试，阴性者再进行静脉注射。根据患者病情、年龄、肤色及疾病种类，选择适宜光敏剂，常用量一般为4.5～5.15mg/kg，缓慢静脉注射，但8-氨基酮戊酸可静脉注射亦可外用。

根据病情选择激光种类，照射剂量一般儿童为 $80mW/cm^2$、成人为 $100mW/cm^2$，照射时间非暴露部位为35～60分钟、暴露部位为10～20分钟，治疗时保持激光头垂直于照射平面，并密切观察照射区变化。

（三）适应证

临床主要用于治疗鲜红斑痣、硬皮病、银屑病、人乳头瘤病毒感染、Bowen病、基底细胞癌、鳞状细胞癌、蕈样肉芽肿等疾病。

（四）注意事项

光动力学疗法操作简便，具有高度组织选择性、对周围组织损伤小等特性，治疗和美容效果均较好，未发现明显不良反应。少数患者虽可出现光敏反应，但治疗后注意避光即可避免发生。

五、窄谱UVB疗法

窄谱UVB疗法（NB-UVB）是利用波长311nm窄谱中波紫外线治疗疾病的方法。

由于NB-UVB波长单一，从而避免了广谱中波紫外线的不良反应和副作用，自问世以来，用于治疗多种皮肤病均取得了较好疗效，在清除病灶和起效方面均优于广谱UVB，其应用范围正在日益扩大。

（一）作用机制

NB-UVB与广谱UVB相比，具有光暴露时间短、效应大、疗程短、清除皮损快、缓解间期长等优点，机制主要通过调节皮肤免疫功能而发挥作用。

1.诱导T细胞凋亡

NB-UVB照射可使表皮、真皮及外周血CD_3细胞减少，减轻免疫异常反应，其作用与广谱UVB相比差异显著。

2.抑制朗格汉斯细胞的抗原递呈功能

通过减少皮肤中朗格汉斯细胞数量、改变细胞形态和细胞骨架，以及使其表面抗原标记丧失等途径，使其活性降低，抑制免疫反应。

3.对尿刊酸的影响

尿刊酸是皮肤中主要的光线受体，以反式尿刊酸的天然形式存在，NB-UVB照射后可使皮肤中顺式尿刊酸量增加，导致NK细胞、Ts细胞等活性降低。

4.对细胞因子的作用

NB-UVB可显著抑制淋巴细胞增殖，降低IL-2、IL-10、干扰素-7等细胞因子的产生和活性，抑制和减轻炎症及变态反应的发生与发展，起到治疗作用。

5.对黑色素细胞的影响

NB-UVB可促进黑素细胞体积增大、树枝状突延长、细胞内酪氨酸酶活性增强等，从而使黑素合成增加。而且照射后产生的多种细胞因子可刺激白癜风皮损处毛囊外根鞘多巴胺阴性的无产生色素功能的黑素细胞增殖，产生黑素并移行至色素脱失部位使白斑复色，同时其免疫抑制作用亦使增殖的黑素细胞免遭破坏，从而增强了白斑复色效果。

6.红斑效应

紫外线照射产生的扩微血管物质和自由基等是造成皮肤损伤形成红斑的主要原因，其中以300nm左右的波谱最为明显。与广谱UVB相比，NB-UVB产生红斑效应的能力显著降低，其产生高疗效的基础可能也在于此。

（二）治疗方法

治疗前测定患者MED，初始照射剂量为0.5～0.7MED，或根据患者的皮肤类型确定，如欧美人皮肤多为Ⅰ、Ⅱ型，推荐初始照射剂量为0.3～0.5J/cm²，黄种人皮肤大多为Ⅲ、Ⅳ型，推荐初始照射剂量为0.4～0.6J/cm²。根据患者照射后的皮肤反应情况，每次紫外线照射剂量递增10%～20%，亦可固定剂量0.05J/cm²或0.1J/cm²。一般隔日1次或每周照射3次，维持治疗为每周或每2周照射1次。

（三）适应证

适用于银屑病、白癜风、特应性皮炎、玫瑰糠疹、带状疱疹、扁平苔藓、多形性日光疹、结节性痒疹、硬皮病、斑块型蕈样肉芽肿、角层下脓疱病、掌跖脓疱病等。

（四）不良反应

规范NB-UVB照射一般很少发生明显不良反应，偶可引起皮肤瘙痒、干燥、多形性日光疹、明显红斑或水疱等，但与PUVA相比，NB-UVB更为安全。

（五）注意事项

NB-UVB治疗不需口服或外用光敏剂，照射时间短，副作用轻微，但治疗后患者对光的敏感性增强，须避光（包括通过玻璃的日光）12小时，且须避免食用具有光敏作用的蔬菜、果实及药物，外出着长袖衣服、戴遮阳帽及手套等。

第三节　皮肤病的外科治疗

一、皮肤磨削术

（一）概述

皮肤磨削术是医学美容换肤技术在临床上最为常用的一种方法，磨削术是对表皮和真皮浅层进行可控制的机械性磨削。磨削后的创面愈合时，皮肤表面的组织结构发生改变，真皮的胶原纤维和弹性纤维重新排布，残存的皮肤附属器（毛囊、皮脂腺、汗腺）上皮增生迅速形成新的表皮，原有的皮肤变得光滑、细腻，创面几乎不留有瘢痕。

（二）适应证

1.瘢痕、皮肤粗糙、皱纹等

①疾病、手术、外伤留下的线状、浅表性、凹凸不平的瘢痕。

②痤疮凹陷性瘢痕。

③水痘、天花的后遗瘢痕。

④面部粗大的毛孔或细小的皱纹。

2.色素性皮肤病

（1）雀斑、雀斑样痣

磨削可以取得满意的效果，但有复发可能。术后避光非常重要，可减少复发。

（2）白癜风

对稳定期、局限性皮损结合药物，采用单纯皮肤磨削（面积小于$2cm^2$）或磨削结合自身表皮移植（面积较大）治疗，治愈率可达90%以上。

（3）咖啡斑

大多数可取得良好效果，也有个别有复发现象。

（4）太田痣

磨削可使其褐色变淡，对于色素分布较深的不可能完全满意，磨削结合皮肤冷冻可提高疗效。

（5）文身

人工文身或是外伤性色素异常沉着，只要色素分布在皮肤内比较浅表，采用磨削术均可有良好的效果。

3.其他皮肤病

脂溢性角化、毛发上皮瘤、表皮痣、汗孔角化症、汗管瘤、皮肤淀粉样变、毛囊角化病等疾病。另外，酒渣鼻和毛细血管扩张，采用皮肤磨削或磨削结合多刃刀切割治疗也有很好的效果。

（三）禁忌证

①血友病或出血异常者。

②传染性肝炎活动期患者。

③情绪不稳定，对美容要求过高者。

④瘢痕疙瘩体质，尤其是好发部位应避免施术。

⑤瘢痕较大较深者。

⑥增生性瘢痕。

⑦萎缩性瘢痕。

⑧皮肤损害疑有恶变或已确诊为皮肤恶性肿瘤的患者。

⑨皮肤局部有明显感染者。

⑩半年内有放射治疗史，或有放射性皮炎者。

⑪着色性干皮病。

（四）磨削手术方法

1.砂纸磨削

采用各种规格的碳化硅砂纸，经消毒灭菌后，裹以纱布呈卷，对皮肤进行磨削。其优点：操作技术简单，使用安全，与动力靶驱动磨削相比更易于控制，特别是磨到困难的眼周部位，甚至到睑板缘和口唇的结合部，磨削边缘易于处理并使其柔和。

2.金属刷磨削术

使用电动设备——金属刷通过固定的手柄而快速旋转。金属刷除去组织的破坏性小于锯齿轮，但比砂石钻的破坏性强。用电动机金属刷磨皮，手术者毫不费力，这个设备产生的转力矩需要医生牢固地控制。操作时，提高设备末端使之与皮肤呈一个角度，很像电动表面抛光机。

3.磨头磨皮术

高速旋转磨削机以砂石或钻石磨头替代金属刷磨头，可以是"梨形"或"子弹头形"，适合于不同状态的瘢痕损害，较细小的适用于深瘢痕的底部及皮肤皱褶处。使用磨头磨皮时，手术中手的压力要比使用金属刷稍大一些。目前该法在临床上较广泛使用，磨削速度快，可适合于大面积操作，使用较简便。

4.微晶磨削术

微晶磨削机的作用原理是利用经过真空密闭的机内系统引导，一方面经正压出口喷出微晶砂（三氧化二铝多棱晶体），另一方面又经过负压吸口将微晶砂及组织细胞碎片吸走。两个开口均在同一磨头手柄的顶端，喷出的微晶砂撞击凹凸不平的瘢痕皮肤，达到磨削皮肤的作用。微晶砂的砂流量及负压均可调控，使用十分方便。一般无需麻醉，由于此法磨削的深度较浅，常需要更多次磨削，但术中无明显出血，不影响正常工作，故目前临床上也较广泛使用。微晶磨削术常与磨头磨皮结合使用，作为磨头磨皮后期的精细磨削。

5.激光磨削术

激光磨削的治疗机制为：①气化消除不平整的表皮层或部分真皮，可去除凹陷或非真增生性瘢痕及位于真皮浅层以上的皮损；②真皮胶原再生、重塑：激光产生的热对真皮的作用，使Ⅰ型胶原纤维在$55\sim62℃$时能迅速收缩，长度可缩小60%。这可使创面在愈合过程中，新生胶原以缩短的胶原纤维为支架，形成新的提紧的组织结构，达到修复光老化皮肤和皱纹的目的。

（五）磨削的深度

磨削的深度分为4级：①Ⅰ级磨除表皮和真皮乳头层，术中表现为弥漫性渗血；②Ⅱ级磨除表皮和真皮上1/3，术中表现为针尖样出血；③Ⅲ级磨除表皮和真皮中上1/2，表现为颗粒状的出血；④Ⅳ级磨除表皮及真皮2/3厚度，表现为有广泛的较大出血点。一般磨削只限于Ⅰ级，Ⅲ–Ⅳ级仅适合于局限性点磨，否则有可能出现瘢痕。

（六）术后处理

①术后创面以庆大霉素生理盐水冲洗，涂以表皮生长因子液或直接敷以消毒的凡士林油纱布，外层采用$7\sim8$层的无菌细纱布加压包扎。微晶磨削创面处理，仅涂以抗生素凝胶或软膏即可。

②术后$1\sim3d$由于创面的血清渗出，外层纱布可能被浸湿，可更换外层纱布，但内层凡士林纱布不需处理。

③术后可口服抗生素$3\sim5d$，预防感染。

④术后5d左右去除外层敷料，内层凡士林纱布一般于$10\sim14d$自行脱落。

⑤$3\sim6$个月后可行第二次磨削。

⑥术后创面愈合后，皮面平滑、潮红，2周后逐渐出现褐色色素沉着，一般在$2\sim6$个月后可恢复正常色泽，为了预防面部出现色素沉着，术后可服用大剂量维生素C，每日$1.5\sim2.0g$；同时，外用氢醌霜，避免日晒，外出时可使用防晒霜。

（七）磨削方法的选择及注意事项

面部磨削需根据损害的部位、形态大小、范围及要求，选用不同的磨削方法。目前主要选择磨头磨削和微晶磨削。砂纸磨削和金属刷磨削，只偶尔在某种特定的情况下选择，如眼睑、口唇缘等，必要时可采用砂纸磨削，既准确又避免了磨头磨皮对周边器官的损伤，对于磨头的选择是先选用磨削较强的钢齿轮将皮肤表皮磨削，削平高起的组织，再以砂齿轮细磨。以后根据前期治疗效果情况，可于半年后进行第二次磨削。对于只需要细磨的可采用微晶磨削。

磨削的具体方式有平磨、斜磨、点磨、圈磨。磨削时从边缘开始向内移动，往返磨削，力度均匀，磨削深度以达到真皮乳头层为止。若达到网状层深度，术后多留有瘢痕。在眼、口周围磨削时，轮轴应与眼裂、口裂垂直，同时必须轻磨，以避免误伤。

（八）并发症

1.疼痛

多数患者术后无疼痛或仅有轻微疼痛，可给予一般的止痛剂。

2.水肿

磨削后，有时会发生轻度水肿现象，一般3～6周可消失。

3.皮肤发红

这是磨削后最先出现的并发症，其存在时间的长短因人而异，通常可在1～3个月内消失。

4.粟丘疹

常在术后2～6周发生，可用消毒的注射针头将其刺破，挤出内容物即可。

5.切割伤

术中若不慎，磨头将皮肤切割损伤，应立即缝合，一般不留瘢痕。

6.瘢痕化

磨削较深、达真皮深层时，可能会产生瘢痕，术中应严格掌握磨削深度。

7.感染

发生率较低，主要是创面污染过重及术后处理不当引起。

8.色素沉着

发生率90%以上，因人而异，是暂时性的，一般在术后3～6个月即可慢慢消退。防晒和服用维生素C有减轻色素的作用。

在实施皮肤磨削术时，应避免留有瘢痕。术后患处发红及色素沉着是受术者较大的思想负担，为解决这一问题，可试验性地先磨削病变的一部分，观察3～6个月后再做较大范围的磨削。

二、脱毛术

脱毛是将体表不雅观的毛发暂时或永久去除。传统的方法有剃除、拔除、蜡脱、黏除和用化学试剂脱去等，这些都是暂时性的脱毛方法。阻止毛发再生的关键是破坏毛发的毛乳头和毛球。用激光等高科技设备脱毛的效果永久，治疗时的痛觉也明显减少；因为这些设备都是有选择性地破坏毛囊，而不影响或很少影响其周围的组织。

（一）适应证

主要用于局限性多毛症、女性面部、须部、腋部、四肢等部位体毛过多而影响美观者，激光脱毛对那些毛发黑而粗者效果相对较好。由内分泌异常、药物等引起的全身性多毛症或毛发很细而颜色很淡的体毛不适合做激光脱毛。瘢痕体质和易出现色素沉着者，是激光脱毛的禁忌证。

（二）脱毛方法

1.剃除法

是最常用而方便的脱毛方法。优点：可以自己操作完成。缺点：只是暂时将皮肤表面外的毛发剃除，毛根仍完好无损，所以1～2周后毛发又可再生。

2.机械拔除法

可用镊子拔除或用石蜡或胶布等黏除。拔毛的缺点是只拔除毛干和毛根，而毛囊和毛母质仍保留，数周后毛发再生，是暂时性脱毛。

3.化学脱毛

用某些化学物质破坏毛干和毛囊之间的连接，使毛发脱落。优点：可自己完成。缺点：脱毛剂对皮肤可能有刺激或引起过敏。因毛囊和毛母质未破坏，毛发在数周后再生，也是暂时性脱毛。

4.电解脱毛

将针刺入毛囊深处，通电后将其破坏。需根据毛发生长方向和深浅逐根治疗，对操作技术有一定要求，成功率和效率均较低，需多次治疗且疼痛明显。可引起毛囊炎或瘢痕。

5.激光脱毛

原理是一定纳米波长的激光可穿过表皮并进入到真皮内，选择性地被毛发和毛囊中的黑色素颗粒吸收，产生光热效应，毛发内的热能可向周围传导，将毛囊及干细胞等彻底破坏，产生永久性脱毛。而毛囊周围正常组织因不含黑色素颗粒，不吸收这种激光，因而受影响很小，一般不会造成瘢痕。接触式冷却激光头紧贴皮肤，使局部表皮冷却至5℃，既有效地保护了正常皮肤不受热损伤，减轻疼痛，又可增加治疗能量，提高疗效。

三、毛发移植术

良好的头发是一个人健康、年轻和有活力的象征，秃发常给患者带来一定的形象损害以及较大的精神压力，所以其治疗愿望迫切。秃发可由多种原因引起，但毛发移植术的对象主要是雄激素性秃发（男性型秃发）、瘢痕性秃发和头皮缺损等。

毛发移植的常用方法有皮瓣修复、组织扩张器修复和游离的毛发移植术。前两种方法目前主要用于头皮缺损或瘢痕性秃发的修复，已很少用于男性型秃发的治疗。而游离毛发移植目前主要应用于男性型秃发的治疗以及其他相应情况。关于皮瓣修复和皮肤组织扩张器修复的原则与其他部位的组织修复基本相同，但特别要提出的是，组织控制器在头部的扩张效果是最佳的，也是头部瘢痕性秃发的常用手术方法。本节将着重介绍游离的毛发移植术。

（一）适应证

各种类型的脱发和眉毛、睫毛（尤其是上睑睫毛）或胡须的缺损，均可进行毛发移植。对于男性型秃发的局部治疗，也是毛发移植的主要适应证。当然，对其他（如不完全性瘢痕性秃发或眉毛缺失等）患者也是很适合的。

（二）禁忌证

①对原因不清、非永久性斑状秃发，多可通过药物治疗，无需进行毛发移植。

②对于感染性疾病，如真菌感染所致头癣的秃发，首先应治疗原发疾病，对那些治疗后所留下的永久性秃发，方可考虑毛发移植。

③受区有感染存在或局部血供不佳，不宜进行毛发移植。

（三）供区的选择

一般多选择在后枕部和部分顶部，尤其以靠近发际处为佳，此处毛囊对雄激素不敏感，移植后成活率高，不再脱落。切取头皮片时应注意毛流方向，避免切取时损伤毛囊，切取后创面直接缝合，瘢痕在发际内多不明显。眉毛缺损面积不大者，可用同侧眉毛皮下蒂皮瓣，或取对侧眉全厚皮片修复。睫毛缺损适宜用眉毛或全厚皮片修复。

（四）手术方法

1.移植物的制备

切取的头皮皮片，如准备以皮条移植时，应仔细修剪皮片，去除过厚的脂肪和毛囊球之间的脂肪，注意勿损伤毛囊，处理完毕，置生理盐水纱布中以备用。如为簇状毛发移植，则将皮片切成小片，修剪形成以1～3根毛囊为一毛囊单位的小皮片，每一单位均含有皮脂腺、立毛肌、毛囊周围血管神经丛。修剪时为了方便操作及准确，可配戴手术放大镜，以避免操作损伤毛囊，这一过程通常较费时间。

2.移植的方法

（1）游离移植法

将已修剪好带有毛囊的游离移植片置于受区创面上，并间断缝合，以不损伤毛囊为原则，并适当加压、敷料包扎固定，术后9天拆线。

对于秃发范围较广、不适合游离皮片移植时，可用环钻簇植法，其方法与种稻插秧相似，用环钻在秃发区间隔打孔，然后植以用环钻切取的同样大小的带毛囊的移植片，环钻取毛囊时应注意需顺毛发方向，以免损伤毛囊，术后供区拉拢缝合，受区用纱布轻轻加压包扎，1周以后去除敷料。

（2）带蒂移植法

带蒂移植法植毛是将头皮分一部分至秃发区。常用的方法有局部旋转、推进或易位，可用单蒂皮瓣也可用双蒂皮瓣，常用于女性头发移植，而不适于蓄短发且秃发面积较大的男性。对于眉毛缺失的修复，可用带颞浅血管蒂的岛状头皮移植，男性多用于颞浅动脉后支支配的头皮，而女性用颞浅动脉前支支配的所含毛发稀疏的头皮。

（3）吻合血管的游离移植法

可以用吻合血管的头皮游离移植法来修复头皮秃发，优点是可以减少手术次数，缩短治疗总时间。但由于此方法操作复杂，手术要求高，适应证甚少，而并发症较易发生，故很少为临床采用。

（五）注意事项

1.患者的选择

首先符合毛发移植术的适应证，且秃发达到一定程度而影响发型外观，并有治疗要求者。对手术疗效存在不切实际幻想的患者不应作为手术对象。

2.移植区的确定

前额部位的毛发移植常需优先考虑，因为这比较影响患者的面部轮廓，移植后可迅速改善患者的形象。其他部位可根据需求有计划地进行移植。

3.多次手术问题

毛发移植一般都需要多次（2～4次）手术，每次手术间隔时间约3个月，首次手术所获的毛发密度较稀，最后可经多次手术以达到患者的要求。

四、化学剥脱术

化学剥脱术是用腐蚀性药物涂于皮肤表面，使皮肤浅层发生角蛋白凝固变性，细胞坏死，皮肤剥脱，待表皮剥脱或表皮坏死结痂脱落，色素性损害或老化皮肤也随之消失，临床上主要用于去除某些浅表皮肤病变和面部衰老而产生的细小皱纹，该法也常被人们称为"化学换肤术"。

常用化学剥脱剂多为酸性物质，其腐蚀强度不完全相同，临床应用时应注意，目前主要应用的种类如下。

①浅表性剥脱剂：10%～25%三氯脂酸、果酸，其剥脱深度可达真皮乳头浅层。

②中度剥脱剂：主要有88%石炭酸，35%～50%三氯脂酸，剥脱深度达真皮网状层浅部。

③深度剥脱剂：主要有Baker的处方：88%石炭酸3ml，巴豆油2滴，蒸馏水2ml，皂液8滴。

（一）适应证和禁忌证

1.适应证

化学剥脱术在临床上主要用来治疗角化性疾病、色素异常症、浅表瘢痕及皮肤细小皱纹，如雀斑、雀斑样痣、黄褐斑、粉尘染色、疣状痣、睑黄瘤、汗管瘤、痤疮小瘢痕、颜面细小皱纹、皮肤日光性角化、鱼鳞病、炎症后色素沉着等。

2.禁忌证

有严重心、肝、肾疾病者，精神异常，瘢痕体质，局部皮肤有感染者，光敏性皮肤者，从事光较多的职业者。本法仅对细小皱纹有效，较重的皮肤老化皱纹仍需美容整形和外科手术治疗。施术前要向患者详细说明，以免因期望过高而产生不满。近期进行过整容术或皮肤磨削术者均不适合施行本术。文献记载，大多数黄种人因术后色素沉着明显而不适宜用本法治疗。

（二）操作方法

1.剥脱剂选择

根据皮损的情况选择适合于不同深度的剥脱剂及药液浓度，有肾疾病及肾功能损害者应禁止使用石炭酸及苯酚制剂，因药效可经皮肤吸收对肾有严重影响。

2.术前处理

为了将面部的脂类全部除去，在抹药前应先用肥皂清洗，再用乙醚擦洗皮肤，75%乙醇常规消毒术区。

3.麻醉

一般手术无需麻醉，可于手术前30min使用一些镇痛、镇静药物或皮肤表面麻醉制剂，如利多卡因凝胶。

4.手术方法

用棉签蘸上药液，均匀涂于皮损处或整个面部，注意防止药液流入眼、唇、鼻孔及毛发内，使皮肤变为霜白色为止，此时可伴有灼热感，可采用风扇吹向术区以降温。如果采用果酸治疗，可用4%碳酸氢钠缓冲液加以中和并反复喷洒，以减轻灼热及疼痛感，术中如药液过多可及时用消毒棉球吸除。术后1h后局部形成褐色结痂，经10d左右，痂皮逐渐脱落，新生表皮形成，损害随之消失。治疗不彻底者可于1～2个月后再次治疗，一般可连续进行2～3次。

（三）注意事项

1.术时

施术者操作时一定要准确规范、涂抹均匀，并严格控制涂敷时间，防止药液潴留而产生腐蚀剥脱过深引起灼伤。如不慎将药液渗入眼中，应立即用生理盐水冲洗干净，并滴眼药水加以保护。

2.术后

术后2周，创面痂皮自行脱落愈合后方可洗脸。4周后可进行普通化妆。

3.色素沉着

色素沉着是术后最大的问题，6个月内应避免阳光直接照射，可适当外用防晒霜。

4.粟丘疹形成

术后部分受术者可出现粟丘疹，可能是由于毛囊皮脂腺口闭塞造成的，可由医护人员以痤疮挤压器或针挑除后，外搽抗生素制剂即可。

5.瘢痕形成

术后出现瘢痕常见于瘢痕素质者及术中、术后操作不当，其药液腐蚀的深度控制精确不够准确。

化学剥脱术是一种医疗行为，所以必须由医务人员操作。另外，其药液腐蚀的深度很难精确控制，术后色素沉着常常难以避免，因此有必要使受术者和施术者都认识到这种方法目前仍有许多不可控制性，存在一定风险，选择该法需特别谨慎。

第三章　皮肤性疾病的诊断

第一节　病毒性皮肤病

一、单纯疱疹

单纯疱疹是由于感染疱疹病毒中的单纯疱疹病毒（HSV）所致的一种病毒性皮肤病。根据病毒抗原性的不同，本病可分为HSV-Ⅰ型和HSV-Ⅱ型。Ⅰ型主要引起生殖器以外的皮肤黏膜和器官感染；Ⅱ型主要引起生殖器部位的皮肤黏膜及新生儿感染。

（一）诊断标准

1.临床表现

①皮疹为成群的小水疱，破溃后形成糜烂面和浅表溃疡，逐渐干燥结痂，1～2周痊愈。

②自觉灼热、疼痛，可伴局部淋巴结肿大。

③分型

a.原发性单纯疱疹首次接触HSV发生感染者，如疱疹性齿龈口腔炎、新生儿单纯疱疹等。

b.复发性单纯疱疹原发感染消退后，患者受到某些因素激发，如发热、月经、疲劳等，可以复发。此型多发生于皮肤黏膜交界处，如口唇、包皮、龟头、外阴等部位。

2.实验室检查（必要时）

常见的单纯疱疹多为复发型，根据其临床特点即可诊断。皮损刮片用单克隆抗体进行直接免疫荧光检查病毒抗原有助于临床诊断和病毒分型，血清抗体测定IgM对近期感染的临床诊断有帮助。

（二）治疗原则

1. 局部治疗

以抗病毒及防止感染为主，可外用干扰素软膏、5%阿昔洛韦霜、贲昔洛韦乳膏、3%酞丁胺霜、2%甲紫溶液或抗生素软膏。

2. 全身治疗

可口服抗病毒药物，如阿昔洛韦等。

二、带状疱疹

带状疱疹是由于感染疱疹病毒中的水痘带状疱疹病毒所致的一种病毒性皮肤病。该病毒具有亲神经特性，初次感染后可长期潜伏于脊髓神经后根神经节内，当宿主免疫功能减退时，病毒活跃而引起发病。

（一）诊断标准

①常单侧发病，沿神经呈带状排列。

②皮损为在红斑或正常皮肤上出现成群的丘疹及水疱。

③神经痛为本病的特征之一，可在发疹前或伴随皮疹出现。部分患者在皮损脱痂后可遗留神经痛。

④可有发热、患部附近淋巴结肿大。三叉神经受累时可合并角膜炎、结膜炎，甚至全眼炎；老年体弱或免疫功能低下者，病程较长，皮损可出现血疱、大疱甚至坏死，并可泛发。

⑤病损累及膝状神经节可影响运动及感觉神经纤维，可引起面瘫、耳痛及外耳道疱疹三联征；不全型或顿挫型带状疱疹可以仅出现红斑、丘疹，而不发生水疱或只发生神经痛而不出现任何皮损。

⑥病程2～4周。愈后一般不复发。

（二）治疗原则

①以抗病毒、消炎、止痛和防止继发感染为原则。

②采用阿昔洛韦口服或静脉滴注，也可选泛昔洛韦等。对肾功能不全者应减少用量。

③可用维生素 B_1、B_{12} 等。必要时使用止痛药。

④病情较重或体弱者可加用干扰素或丙种球蛋白等。

⑤局部以干燥、消炎为主，可外搽炉甘石洗剂、阿昔洛韦或贲昔洛韦软膏、酞丁胺搽剂或软膏，继发细菌感染时外用抗生素软膏。

⑥氦氖激光照射、紫外线照射、频谱电疗及针刺有助于恢复。

三、传染性软疣

传染性软疣由痘病毒中的传染性软疣病毒引起，可直接接触传染，也可自体接种。

（一）诊断标准

1.临床表现

①多见于儿童及青年妇女。

②皮损为粟粒样至绿豆样乃至黄豆大半球形丘疹，呈灰白色或珍珠色，表面有蜡样光泽，中央有脐凹，可从中挑出或挤出乳白色干酪样物质。数目多少不定。

2.组织病理

表皮内见大量的软疣小体。

（二）治疗原则

①主要为局部治疗，用粉刺挤压器或银子挤出其内容物，并涂以2%碘酊。

②如继发感染，可先外用抗生素软膏。

四、疣

疣为感染人乳头瘤病毒（HPV）所引起的一种表皮良性赘生物，其传播途径主要为接触传染，可因搔抓自身接种传染。临床上常见者有寻常疣、跖疣、扁平疣及尖锐湿疣等。

（一）寻常疣

1.诊断标准

（1）临床表现

①好发于手背、手指、足、甲缘等暴露部位。

②单个或多发，一般无自觉症状。

③皮损为针头至豌豆大、半圆形或多角形丘疹，质地硬，表面粗糙，呈灰褐色或正常肤色，顶端可呈乳头瘤样增生。

（2）组织病理

棘层肥厚和乳头瘤样增生，表皮内有空泡样细胞。

2.治疗原则

（1）局部治疗

液氮冷冻或二氧化碳激光。也可局部外用鬼臼毒素软膏、5%氟尿嘧啶软膏，10%水杨酸火棉胶涂剂、0.7%斑蝥素加于等量火棉胶溶液、0.1%～0.3%维A酸酒精溶液等。中药鸦胆子去壳捣碎外敷也有效。

（2）全身治疗

皮疹数目较多时可内服中药。

（二）跖疣

跖疣指发生在足跖部的寻常疣。

1.诊断标准

①好发于足跟、跖骨头或趾间受压处，有压痛。

②皮损由于压迫形成淡黄色或褐黄色胼胝样斑块，表面粗糙不平，中心可见紫黑色出血点。

2.治疗原则

药物治疗以及物理治疗方法同寻常疣。

（三）扁平疣

1.诊断标准

（1）临床表现

①多见于青少年。

②好发于面部、手背或前臂。

③皮疹为针头至黄豆大小扁平光滑丘疹，呈圆形、椭圆形或多角形，正常肤色、淡褐色或淡红色。

④皮疹数目较多，散在或密集，偶见皮疹沿抓痕排列呈条状。

（2）组织病理

棘层肥厚，颗粒层及棘层上部可见大的空泡细胞。

2.治疗原则

①局部治疗：外用酞丁胺搽剂或软膏、阿昔洛韦软膏、氟尿嘧啶软膏、雷锁辛溶液以及维A酸软膏等。

②全身治疗：左旋咪唑、乌洛托品、聚肌胞注射液以及中药等。

③孤立顽固的皮疹可采用液氮冷冻治疗。

五、手足口病

手足口病为感染小核糖核酸病毒中的柯萨奇病毒所致的一种病毒性皮肤病，主要通过飞沫由呼吸道直接传播，也可通过污染食品等感染。

（一）诊断标准

①多见于小儿。

②皮损表现为手、足部发生散在的1～3mm直径大小的水疱，呈圆形或椭圆形，疱壁薄，内容澄清，呈珍珠白色，周围有红晕。

③口腔出现疼痛性小水疱，周围绕以红晕。病程约1周，很少复发。

④部分患儿病情严重。

（二）治疗原则

对症治疗，可用抗病毒药如吗啉胍、板蓝根等。病情严重者注意全身情况处理。

六、水痘

水痘为感染疱疹病毒中的水痘带状疱疹病毒所致的一种病毒性皮肤病，经飞沫或直接接触而传染，可造成流行。

（一）诊断标准

①多见于儿童及青少年。成人罕见，但症状较为严重。

②起病较急，可有发热等前驱症状。

③皮损开始出现于面部和头皮，迅速扩展至躯干、四肢。

④皮损表现为红斑、丘疹、水疱、结痂，粟粒至绿豆大小，呈圆形或椭圆形，周围绕以红晕，水疱上常有脐凹；常分批出现。

（二）治疗原则

①口服阿昔洛韦，儿童剂量为 20mg/（kg·d），分 5 次口服，连续 5 天。

②高热时予退热剂。

③皮损瘙痒症状明显者可口服抗组胺药，并外用炉甘石洗剂。

④皮损继发感染时可给予抗生素。

⑤患者应隔离至全部皮疹干燥结痂为止。

七、麻疹

麻疹为感染副粘病毒中的麻疹病毒所致的一种病毒性皮肤病，主要经飞沫传播，通过呼吸道传染。

（一）诊断标准

①好发于 5 岁以下儿童。

②出现高热。

③眼结膜分泌物增多、流涕、咳嗽等。

④病后第四天开始发疹，先出现于耳后、发际、颜面，后迅速蔓延到颈部、上肢、躯干及下肢，为一种玫瑰色的斑丘疹，压之褪色，可互相融合成片。

⑤第二臼齿对侧的颊黏膜上可见 Koplik 斑。

⑥病程约为 2 周。

（二）治疗原则

①注意休息，给予易消化、营养丰富的饮食。

②保持眼、鼻、口腔及皮肤清洁。

③对咳嗽、高热、惊厥等症状，予对症治疗。

④继发细菌感染者可予抗生素。

⑤注射减毒麻疹疫苗可预防发作。

八、风疹

风疹为感染副粘病毒中的风疹病毒所致的一种病毒性皮肤病，通过呼吸道传染。

（一）诊断标准

1.临床表现

①多见于儿童和青少年。

②潜伏期14～21天，平均18天。前驱症状轻微。

③前驱期后1～2天自头面部出疹，迅速播散至颈部，躯干和四肢；皮疹稀疏，粉红色斑及斑丘疹。

④孕妇在妊娠前4个月内患风疹，可发生流产、死产、早产或胎儿畸形。

⑤皮疹1～2天内开始消退，不留痕迹。

2.实验室检查

血常规检查可见白细胞计数降低。

（二）治疗原则

注意隔离患者。对症治疗，注意休息，多饮水，吃易消化食物，可外用炉甘石洗剂止痒保护。可口服清热解毒的中药。

第二节　球菌性皮肤病

一、脓疱疮

脓疱疮又称接触传染性脓疱疮，是一种常见的由化脓性球菌所引起的急性炎症性皮肤病。以浅在性脓疱和脓痂及自觉瘙痒为特征。本病接触传染，蔓延迅速，多见于儿童，好发于夏秋季，属中医"黄水疮""滴脓疮"的范畴。

（一）主诉

患者自觉有不同程度瘙痒。

（二）临床特点

1.主要症状

一般无全身症状，但皮损广泛而严重者，可有发热、畏寒及全身不适等症状。好发于暴露部位如颜面及四肢等处。皮损初为散在性红斑或丘疹，很快变为水疱，米粒至黄豆大小。迅速化脓浑浊，周围绕以炎性红晕。脓疱开始丰满紧张，数小时或1～2

日后脓液浑浊下沉，呈半月状。此时，疱壁薄而松弛易于破裂，破裂后露出糜烂面。干燥后形成黄色痂皮。

2.次要症状

可并发淋巴结炎、肾炎及败血症。

3.误诊分析

为避免误诊，对于下列疾病，应掌握其临床特点。

（1）水痘

多见于冬春季，发疹时常伴有发热等全身症状，皮损主要为绿豆至黄豆大小较一致的水疱，基底红晕，向心性分布。化脓与结痂现象轻微，常侵及黏膜。

（2）天疱疮

主要发生于成人，皮损为大小不等的圆形或不规则形大疱，疱液清亮，不含细菌，尼氏征阳性。

（3）传染性湿疹样皮炎

皮损呈多形性，弥漫性潮红肿胀，表面脓性渗出。自觉痒痛，与季节、年龄无关，好发于有较多分泌物的溃疡、窦道、造瘘口周围皮肤。

（4）丘疹性荨麻疹

以风团样红斑上出现丘疹或水疱为特征，好发于躯干及四肢。皮损成批出现，反复发作，有奇痒。

（三）辅助检查

1.首要检查

①白细胞总数、中性粒细胞均可增高，皮损泛发者红细胞沉降率、黏蛋白可增高，痊愈后恢复正常。由链球菌引起者抗链球菌溶血素O一般增高。

②脓液培养多为金黄色葡萄球菌，约为90%。

③血浆凝固试验大多呈阳性。噬菌体分型以11组71型最多。

2.次要检查

病理检查：脓疱位于角层下，内含多数中性粒细胞、纤维蛋白和球菌，大疱底部可见少数棘突松解细胞，棘层有海绵形成及中性粒细胞浸润，真皮上部有明显血管扩张、水肿及中性粒细胞和淋巴细胞浸润。

（四）治疗要点

1.治疗原则

治疗原则为抗感染、收敛、干燥。

2.具体治疗方法

（1）一般治疗

全身治疗：抗生素或磺胺药如青霉素及头孢菌素类。青霉素过敏者，口服红霉素或螺旋霉素；对重症患者，最好做脓液培养加药物敏感试验，以选用高效的抗生素。

局部治疗：以抗感染、止痒及干燥为原则。治疗方法：①疱壁未破者，外搽10%硫黄炉甘石洗剂；②有较大脓疱者，先用消毒针刺破疱壁，再用干净棉球吸干脓液；脓液已结痂选用0.5%新霉素溶液、0.1%依沙吖啶液或1∶5000高锰酸钾液外洗或湿敷，2%甲紫溶液外搽；③无渗出、脓疱已结痂者，选用5%氧化氨基汞软膏、复方新霉素软膏、红霉素软膏、5000U/g的杆菌肽软膏或莫匹多星软膏外搽。

（2）中医治疗

中成药：①牛黄抗感染丸10粒，每日3次，口服；②六神丸5～10粒，每日1～3次，口服，儿童酌减。

外治疗法：①渗出较多者，选用蒲公英、地丁、黄芩、千里光、黄檗、明矾煎水外洗或湿敷；②局部糜烂者，先用明矾溶液洗去脓痂，再将冰硼散撒于患处；③脓痂厚者，选用青黛、黄檗、苍术研细末或黄檗、生地榆研细末植物油调匀外涂。

其他治疗：①鲜丝瓜叶适量洗净，拧汁涂搽患处；②龟板、川连、红花研细末，花椒油调匀外涂。

3.治疗注意事项

①有痱子或瘙痒性皮肤病者，应避免搔抓，及时治疗。

②婴儿室、托儿所及幼儿园如发现本病患儿应立即隔离，并对居住环境进行消毒。

二、新生儿脓疱疮

新生儿脓疱疮为多发于新生儿，主要由金黄色葡萄球菌感染引起以皮肤大疱为主要表现的急性传染性化脓性皮肤病，发病急剧，传染性强，必须予以重视。

（一）主诉

患儿常有红斑、水疱，并伴有瘙痒。

（二）临床特点

1.主要症状

多于生后4～10日发病。在面、躯干和四肢突然发生大疱，大小由豌豆至核桃大小不等，疱液初呈淡黄色而清澈，1～2日后，部分疱液变混浊，疱底先有半月形积脓现象，以后脓液逐渐增多，但整个大疱不全化脓，因而出现水脓疱的特征。疱周围无红晕，壁较薄，易于破裂，破后露出鲜红色湿润的糜烂面，上附薄的黄痂，痂皮脱落后遗留暂时的棕色斑疹，消退后不留痕迹。

2.次要症状

病变发展迅速，数小时即波及大部分皮面，黏膜亦可受损。开始无全身症状，以后可有发热和腹泻。

3.误诊分析

本病应注意以下疾病鉴别，以免发生误诊。

（1）水痘

基本损害为散在、向心分布的绿豆至黄豆大小水疱，绕以红晕，部分水疱可有脐凹，化脓与结痂现象较轻，可侵及黏膜，部分患儿有发热等全身症状。

（2）急性全身发疹性脓疱病

为一过性的无菌性脓疱病，患儿多有服药或感染史。基本损害为全身红斑基础上出现密集的表浅小脓疱，疱液稀，成批出现，后期似剥脱性皮炎表现，可有发热，体温达38～39℃，但病程短，病情有自限性，经对症处理后可自然痊愈。

（三）辅助检查

1.首要检查

血常规示外周血有血细胞和中性粒细胞增高。

2.次要检查

①脑脊液检查：并发脑膜炎者，脑脊液检查有白细胞增高等相应改变。

②血培养：并发败血症者，血培养阳性。

（四）治疗要点

1.治疗原则

治疗原则为抗感染，支持治疗。

2.具体治疗方法

（1）一般治疗

对新生儿注意清洁卫生，发现患儿应立即隔离。婴儿室要经常消毒，患儿尿布、衣被要进行消毒，非工作人员严禁进入婴儿室。室内注意通风散热。

（2）抗生素

及早应用有效抗生素，如青霉素、氨苄西林、苯唑西林、头孢唑林及头孢氨苄、红霉素等。

（3）支持治疗

加强支持疗法，多次少量输全血、新鲜血浆。

（4）局部治疗

在无菌情况下，剪除已破的疱膜，外用0.05%依沙吖啶溶液或1：8000高锰酸钾溶液或0.1%苯扎溴铵溶液湿敷或清洗疮面。疮面清洁无脓液时可外敷1%新霉素软膏、5%紫草、10%生地榆油膏或0.1%利凡诺氧化锌油膏。有脓液时可酌用脓疱疮泥膏，亦可应用新毒素软膏或红霉素软膏、杆菌肽软膏等。

3.治疗注意事项

①婴儿室中，加强检查婴儿是否有脓疱疮皮损，一经发现患本病的婴儿，应及时隔离治疗。

②婴儿室中，加强检查工作人员，一旦发现有带菌者，应立即调离并治疗，以杜绝传染源。

③应对患儿的衣服、尿布、玩具、卧具、换药用具、敷料等进行彻底消毒，必要时关闭该婴儿室，待重新消毒后再予开放。

三、深脓疱疮

深脓疱疮是由β型溶血性链球菌所致的一种溃疡性脓疱疮，好发于小腿。常见于营养较差及久病体弱者。属中医"脓窝疮"的范畴。

（一）主诉

患者自觉疼痛，常伴有局部淋巴结肿大，一般无全身症状。但皮损广泛而严重者，可伴有发热及不适等全身症状。

（二）临床特点

1.主要症状

①以小腿为多见，也可见于股部、腰部及臀部等处。皮损数目不定，常为数个至数十个。

②初起为红斑或粟粒到豌豆大小血疱疹，迅速变为绿豆至豌豆大小的脓疱，周围绕以红晕，逐渐扩大、加深，并形成溃疡。溃疡边缘整齐、陡隘，表面覆有污褐色脓痂。重症者，由于溃疡不断扩大，痂皮厚积呈蛎壳状。剥离痂皮，可见溃疡底面有灰绿色脓苔及肉芽组织增生。愈合较慢，愈后遗留瘢痕及色素沉着，若患者抵抗力很弱，可形成深部穿通性溃疡并伴自出血，甚至坏疽，常伴有肺炎、败血症以致死亡。

2.次要症状

有时可继发急性肾炎。

3.误诊分析

本病易误诊为以下疾病。

①脓疱疮：损害表浅，虽有水疱、脓疱及结痂，但不形成溃疡，愈后不留瘢痕。

②痈：炎症显著，跳痛明显，有中心脓栓，脓液及坏死组织排出后，炎症浸润很快吸收。

（三）辅助检查

1.实验室检查

脓液中可查见β溶血性链球菌，合并感染时凝血酶阳性的金黄色葡萄球菌可阳性。

2.组织病理检查

见非特异性溃疡，表皮、真皮坏死性炎症，有较多中性粒细胞浸润。

（四）治疗要点

1.治疗原则

治疗原则主要为抗感染，局部治疗。

2.具体治疗方法

（1）一般治疗

全身治疗：予以维生素、铁剂及各种强壮剂。损害广泛时，加用抗生素或磺胺药。

局部治疗：①保持疮面清洁，早期脓疱未破时，可外用10%鱼石脂软膏、红霉素软膏、莫匹罗星软膏，氯霉素软膏，诺氟沙星软膏等；②脓液多或脓痂厚者可采用0.1%高锰酸钾溶液，0.1%依沙吖啶溶液及0.75%硼酸溶液浸洗或湿敷，待脓液减少，创面清洁后，再外搽上述抗生素软膏；③溃疡较深者，予以1∶2000小0碱或庆大霉素生理盐水纱布换药，每日1～2次。

其他疗法：①免疫疗法，病程迁延者，可用自家菌苗注射；②物理治疗：紫外线、红外线或超短波、氦氖激光均可促进溃疡愈合，预防复发。

（2）中成药治疗

①牛黄抗感染丸10粒，每日3次，口服；②六神丸5～10粒，每日1～3次，口服；③牛黄解毒丸1丸，每日3次，口服。

3.治疗注意事项

①增加营养，增强机体抵抗力，注意皮肤卫生，积极治疗并发症。

②患者所用的日常用品进行煮沸或日光暴晒。

四、金葡菌烫伤样皮肤综合征

金葡菌烫伤样皮肤综合征过去称为新生儿剥脱性皮炎或金葡菌型中毒性表皮坏死松解症。其致病菌是凝固酶阳性的嗜菌体Ⅱ组71型金黄色葡萄球菌。此种菌可产生一种表皮松解毒素，临床上表现为松弛性大疱及大片表皮剥脱，是发生于新生儿的一种严重皮肤感染。

（一）诊断

①主要发生于出生后1～5周的婴儿，偶见于成人。

②突然发病，初在口周或眼周发生红斑，后迅速蔓延到躯干及四肢近端以至全身。典型者为在红斑基础上发生松弛性大疱，或表皮起皱，稍加摩擦即形成大片表皮剥脱，而露出鲜红色裸露面，即尼氏征阳性。

③手足皮肤可，成手套样或袜套样剥脱。

④在口周、眶周、肛周被累及后出现红斑、结痂伴放射状皲裂。

⑤全身症状有发热、呕吐、腹泻，可并发肺炎、败血症等。

⑥组织病理：表皮细胞变性坏死，表皮有不同程度的松解和水疱形成，位于颗粒层之上，真皮炎症反应轻微。

（二）鉴别诊断

1.新生儿脓疱疮

皮疹以脓疱为主，尼氏征阴性。

2.脱屑性红皮病

多发生于生后 2～4 个月的婴儿，皮疹常开始于头皮和躯干，呈脂溢性皮炎样表现，进而全身皮肤发红脱屑。

3.非金葡菌性中毒性表皮松解症

多为药物过敏所致，主要发生于成人，皮损呈多形性，黏膜损害较重。

（三）治疗

①加强护理，注意隔离，注意保暖，必要时可用保温箱.并要特别注意眼及口腔护理。

②及早使用敏感的抗生素，如用青霉素静脉滴注。最好参照药敏试验，对耐青霉素菌株可用苯唑西林、头孢唑啉及二代、三代头孢类抗生素等。

③注意水、电解质平衡，加强支持疗法，如输血等。

④皮质类固醇激素应用有争议。根据笔者临床经验在使用有效抗生素的同时，应用泼尼松 1mg/（kg·d），共 3～4 天后，并突然停用可明显缓解皮肤炎症。

⑤局部治疗：原则上使用无刺激性具有收敛、杀菌、抗炎的药物。杀菌：1:5000 高锰酸钾溶液洗浴，每日 1 次。创面保护：外用湿润烧伤膏。

（四）预后

重者可因败血症或肺炎而死亡。

五、毛囊炎

毛囊炎系由金黄色葡萄球菌感染毛囊所引起的化脓性炎症。卫生条件差、搔抓及机体抵抗力低下等均可为本病的诱因。

（一）诊断

①皮损初起为粟粒大小的红色毛囊性丘疹，以后顶部化脓形成小脓疱，周围有炎性红晕。皮疹散在发生，不相互融合。

②脓疱破裂后可排出少量脓血，或干燥结痂，约 1 周后脱痂而愈，一般不留痕迹，但易复发。

③皮损好发于多毛部位，如小腿、头皮、外阴及四肢其他部位。

④自觉轻微疼痛。

（二）治疗

1.局部用药

一般仅局部外用抗菌药即可。可用 2.5% 碘酊，或莫匹罗星软膏，或环丙沙星软膏等。

2.全身治疗

对皮损广泛者可根据病情适当选用磺胺或其他敏感抗生素口服或肌内注射。

六、疖和疖病

疖为金黄色菊菊球菌侵犯毛囊及其周围组织所引起的急性化脓性感染。如多个损害反复发生经久不愈者称为疖病。营养不良、患糖尿病及长期服用皮质激素者易发病。皮肤不洁、搔抓、摩擦等也是发病诱因。

（一）诊断

①好发于头、面、颈、臂及臀部等处。

②皮疹初起为毛囊性炎性丘疹，渐增大后形成红色硬性结节。结节中心化脓形成脓栓，脓栓脱去后可排出血性脓液。

③一般为单发，少数为多发。

④自觉疼痛及压痛。

⑤严重者有发热等全身不适，附近淋巴结肿大。

⑥因面部有丰富的淋巴管及血管网，且与颅内相连，故发生于面部的而如受挤压可引起海绵窦血栓性静脉炎，甚至脑脓肿。

（二）鉴别诊断

1.痈

患部浸润明显，表面有多个脓头，形成蜂窝状，疼痛较剧烈，全身症状明显。

2.汗腺炎

浸润比较局限，周围炎症也较轻，不形成脓栓，仅发生于腋窝、肛周、外阴及乳晕等顶泌汗腺分布区域。

（三）治疗

①注意清洁卫生。

②根据病情轻重，全身应用磺胺及抗生素类药。如口服磺胺甲基异戊唑（SMZ）、肌内注射或静脉滴注氟氯西林钠或其他耐酶青霉素。

③对反复发作经久不愈的疖病可用调节免疫功能的药物，如皮下注射转移因子，2mg/次，每周2次，5周为1个疗程。

④局部治疗：早期可用2.5%碘酊外涂，外敷10%鱼石脂软膏；晚期成熟的损害可切开排脓，并用凡士林纱条换药引流。面部疖肿可局部热敷，切忌挤压及针刺等。

⑤物理治疗：可用热敷、紫外线、红外线、超短波等。

七、痈

痈系由金黄色葡萄球菌使多个相邻近的毛囊发生深部感染而引起的聚集性疖病。多发生于机体抵抗力低下如糖尿病、慢性肾炎、营养不良、剥脱性皮炎、天疱疮及长期使用皮质类固醇激素者。

（一）诊断

①好发于颈、肩、背及臀部，成人多见。

②初起为弥漫性浸润性炎性硬块，紧张发亮，境界清楚，自觉灼痛。

③皮损迅速向周围组织及深部发展，继而化脓坏死，其上出现多个脓点，脓液由多个毛囊口排出，形成蜂窝状。有时坏死组织脱落而形成深在性溃疡。

④全身症状可有发热、畏寒、头痛、食欲缺乏等，局部淋巴结常肿大。

⑤实验室检查血常规中白细胞总数增高，分类见中性粒细胞增高。

（二）鉴别诊断

1.蜂窝织炎

局部呈弥漫性红肿、浸润，境界不清，表面无多个脓栓。

2.脓癣

见于头皮部位，儿童多见，不发生明显穿孔及溢脓，自觉疼痛轻，患处头发易折断拔出，取病发镜检可查见真菌。

（三）防治

基本上与疖病相同，但应加强全身治疗，局部要切开引流，并要行十字切开。有糖尿病及其他全身性疾病者要及时治疗。

八、蜂窝织炎

蜂窝织炎是由金黄色葡萄球菌或溶血性链球菌所引起的皮肤和皮下组织弥漫性化脓性炎症。大部分为原发，细菌通过皮肤的创伤而侵入皮内，也可继发，由其他局部化脓性感染直接扩散而来，也可由淋巴道或血行性感染所致。

（一）诊断

①初起为局部弥漫性浸润性红肿，可为凹陷性，境界不清，局部有发热疼痛。

②重者皮疹表面可起水疱、大疱，亦可组织软化破溃形成溃疡。

③常伴有局部淋巴管炎和淋巴结炎，甚至发生败血症。

④急性期常伴有高热、寒战和全身不适。

⑤皮疹好发于四肢、颜面，发生于指趾的蜂窝织炎称瘭疽，局部常有明显的搏动疼痛及压痛。

⑥实验室检查：白细胞总数及中性粒细胞增高。

（二）鉴别诊断

主要与丹毒鉴别，后者多发生于颜面及小腿，病变部位较浅，境界清楚，损害边缘较明显。

（三）治疗

①早期足量应用高效抗生素。如青霉素 480 万～800 万 U，每日 1 次静脉滴注，或头孢唑啉，每日 5.0～6.0g 静脉滴注，亦可应用二代头孢类抗生素等，一般疗程 10～14 天。

②加强支持疗法，补充维生素 C 及复合维生素 B 等。

③对症可酌情使用解热镇痛药，如复方阿司匹林（APC）等。

④局部治疗：50% 硫酸镁溶液湿敷，亦可用 10% 鱼石脂软膏包敷。

⑤物理治疗可用紫外线、超短波。

⑥必要时切开排脓。

九、须疮

须疮系发生于男子胡须部位的化脓性毛囊炎，其病原菌为葡萄球菌，且常与鼻腔内所分离出的菌型相同。

（一）诊断

①好发于 30～40 岁中年男性，多伴有皮脂溢出者。

②皮损发生于胡须部位，而以上唇近鼻部最为好发。

③皮疹为毛囊性丘疹或脓疱，中心贯穿须毛，脓疱破后干燥结痂，2～3 周脱痂而愈，但不断有新发疹出现。

④自觉有灼热、痒痛感。

（二）鉴别诊断

1.须癣

发生于胡须部位的真菌感染，多表现为表浅的鳞屑性斑片，境界清，可有簇集小脓疱，真菌镜检阳性。

2.寻常狼疮

有狼疮结节及溃疡，组织病理有特征性改变。

（三）治疗

基本同毛囊炎。对牙齿、扁桃体及鼻窦感染灶要进行治疗。平时应注意避免剃须时的损伤，病须可用银子拔除。

十、脓肿性穿掘性头部毛囊周围炎

脓肿性穿掘性头部毛囊周围炎是一种少见的头部化脓性皮肤病。病原菌为金黄色葡萄球菌或者表皮白色葡萄球菌，有时也可为链球菌及双球菌。本病常与聚合性痤疮、化脓性汗腺炎同时并发，且此三种疾病发病机制和组织病理变化均相似，故将此三种病统称为毛囊闭锁三联症。本病是否为原发性细菌感染疾病，尚有怀疑，有推测其可能为一种自身免疫反应。

（一）诊断

①多发于成年男性，好发于头皮及颈部。

②皮损初发时为毛囊炎或毛囊周围炎，炎症向深部发展并扩大而形成半球形结节，病损处毛发脱落，表面淡红色平滑、紧张、不规则隆起。

③结节软化破溃后形成多数瘘孔，有脓汁排出，瘘孔与瘘孔之间互相沟通。因此压迫结节可在其他瘘孔中排出脓汁。

④病程慢性，可反复发作，迁延数年至十余年，愈后留下瘢痕。

（二）治疗

①抗感染治疗：基本同疖病，但疗效较差，联合使用抗生素和锌制剂有时可获得一定疗效，如细菌培养为金葡菌，联合利福平和克林霉素可获得良好效果。严重者可联合抗生素及异维A酸（10mg/次，每日2次）。病程迁延者可合并使用皮质激素，初始剂量可用醋酸泼尼松片30～40mg/d，好转后渐减量。

②有波动的脓肿要切开排脓，脓肿间窦道也要切开，且用苯酚烧灼窦道的内壁组织。

③可试用浅层X线照射。一般不主张激光脱毛治疗。

④局部可外用莫匹罗星、5%新霉素等抗生素软膏。

十一、丹毒

丹毒系由β型溶血性链球菌引起的急性皮肤炎症。病原菌大多经过皮肤或黏膜的微细损伤侵入。鼻窦部炎症和足癣分别为面部丹毒和小腿丹毒的主要诱因。

（一）诊断

①病急，常先有畏寒、发热、头痛、恶心等前驱症状。

②皮损好发于小腿或颜面，多为一侧性。

③皮疹表现为略高出皮面的水肿性鲜红色斑，表面紧张发亮，境界清楚，有时可发生水疱、大疱甚至血疱。

④自觉灼热疼痛，触痛明显。

⑤有近卫淋巴结肿大。

⑥实验室检查：白细胞总数及中性粒细胞增高。

（二）鉴别诊断

1.蜂窝织炎

为境界不清的弥漫性浸润潮红，有凹陷性水肿，可软化破溃。

2.接触性皮炎

有接触史，皮损发生于接触部位，常发生水疱、大疱，有瘙痒，无明显畏寒、发热等全身症状。

3.类丹毒

多见于食品工业及屠宰工人，或因洗鱼手被刺破引起，故多发生于手部，损害为呈片状水肿性紫红斑，不易发生水疱，全身症状较丹毒轻或无。

（三）治疗

①注意休息，避免劳累，积极治疗足癣及鼻炎等病灶。

②全身治疗：抗炎首选青霉素 800 万 U/d，分 2 次静脉滴注.或用头孢唑啉 5～6g/d，分两次静脉滴注。青霉素过敏者可用红霉素 1.2g/d 加入 5%～10% 葡萄糖溶液 1000ml 中静脉滴注。亦可选用其他头孢类抗生素等，一般疗程 10～14 天。对高烧者可对症处理。

③局部治疗：用 50% 硫酸镁溶液湿敷。物理治疗可选用占频、超短波、红外线等。足癣、鼻炎等应得到相应治疗。

（四）预后

本病预后良好，但发生于面部及小腿的丹毒易复发，因此应嘱患者勿挖鼻掏耳，并积极治疗足癣。

第三节 杆菌性皮肤病

一、麻风病

麻风病亦称韩森病，是麻风分枝杆菌（mycobacterium leprae，ML）所致的侵犯皮肤黏膜和周围神经的一种慢性传染病。本病可防、可治愈、不可怕，但诊疗不及时常引起多种畸残，给患者、家庭及社会带来严重的精神和心理压力，是全球关注的公共卫生和社会问题之一。

（一）病因及发病机制

1.病原学

麻风分枝杆菌俗称麻风菌，为 G 分枝杆菌属，抗酸染色阳性，属典型的胞内菌；完整菌为稍弯曲的杆状，长为 2～7μm，宽 0.2～0.4μm，无鞭毛、芽孢及荚膜，呈团束状排列，经治疗后可变为非完整菌，呈短杆状，颗粒状、哑铃状等形态，是其不利条件下的存在形式；酚糖脂-1（PGL-1）是菌壁的主要成分。巨噬细胞吞噬大量 ML 后，其胞质呈泡沫状，称为泡沫细胞，这对与结核杆菌相鉴别有重要意义。ML 在体外较脆弱，紫外线照射 30～60min，日光直射 2h 或 60℃ 加热 10～30min 即失去活力，常用的消毒剂均能迅速将其杀灭。目前体外人工培养尚未成功。

2.传染方式

直接传染包括直接密切接触、偶然接触，或没有与麻风患者接触过等传染；前认为吸入未经治疗的瘤型麻风患者带菌的鼻分泌物悬滴也是传染麻风病的主要途径；多菌型麻风患者经皮肤、黏膜破溃部也可以传染。间接传染包括接触多菌型麻风患者用过的带菌衣物、用具等。其他传染方式如多菌型麻风患者的胎盘、脐带、乳汁、精液等。

3.构成麻风病传染需具备3个条件

传染源、传播途径和易感机体。传染源：多菌型麻风患者（瘤型、界线类）是主要传染源，少菌型麻风（结核样型、未定类）患者传染性很小或无传染性；传播途径：直接接种为主，尤其多菌型患者鼻黏膜含菌量多，细菌可通过飞沫进入健康人的呼吸道，也可由破损的皮肤黏膜引起感染；易感性：免疫功能尚不健全的儿童、机体免疫力降低者易被感染。

4.麻风病的分类

马德里分类即瘤型、结核样型、界线类、未定类。光谱分类（Ridley-Jopling分类法、五级分类法）分为结核样型麻风（tuberculoid leprosy，TT）、瘤型麻风（lepromatous leprosy，LL），在此两型之间有3个不稳定的过渡型，分别为界线类偏结核样型麻风（bordline-tuberculoid lep-rosy，BT）、中间界线类麻风（mid-bordline leprosy，BB）、界线类偏瘤型麻风（bordline-lepro-matous leprosy，BL），另外未定类麻风（indeterminate leprosy，IL）是麻风杆菌感染的早期表现。两型分类分为多菌型（multi bacillary，MB）和少菌型（pauci bacillary，PB）两型。

5.麻风病的免疫

机体的免疫功能不仅决定感染后是否发病，而且决定发病的临床类型。麻风的免疫包括体液免疫和细胞免疫。

（二）组织病理

1.未定类（Ⅰ）

是麻风病的早期表现，组织病理显示真皮小神经分支周围有轻度非特异性慢性炎症细胞浸润，因这些神经小分支在毛囊、汗腺、皮脂腺、血管、淋巴管周围较多，因此呈附件及血管周围淋巴细胞浸润。

2.结核样型（TT）

真皮见上皮样细胞、朗格汉斯巨噬细胞，外围有较多淋巴细胞密集浸润，形成典型结核样肉芽肿。表皮下没有"无浸润带"，抗酸染色阴性。

3.界线类偏结核型（BT）

与TT相似，但上皮样细胞周围的淋巴细胞较少而松散，表皮下可见一狭窄或不明显的"无浸润带"，抗酸染色阴性或仅见少许麻风杆菌。

4.中间界线（BB）

呈组织细胞肉芽肿，见麻风细胞及典型、不典型泡沫细胞，淋巴细胞少而分散。

表皮下"无浸润带"较明显。抗酸染色见较多麻风杆菌。

5.界线类偏瘤型（BL）

倾向于泡沫细胞肉芽肿，少许淋巴细胞散在于泡沫细胞之间。表皮下"无浸润带"明显。抗酸染色见多量麻风杆菌。

6.瘤型（LL）

真皮甚至皮下组织有大量麻风细菌、泡沫细胞，浸润的淋巴细胞少而稀，形成泡沫细胞肉芽肿。表皮下"无浸润带"很明显。所谓"无浸润带"，即真皮有较多浸润细胞时，浸润细胞不与表皮相接，两者间形成一条狭窄而无细胞浸润的胶原组织带，抗酸染色见大量麻风杆菌，可呈菌束或菌球。

（三）临床表现

潜伏期长、从短到数月到长达十多年，平均为2～5年。

1.TT

好发于面部、肩部、臀部和四肢伸侧。皮损数少，多为边缘清楚的红色斑块，不对称，表面干燥或有少许鳞屑，皮损处毳毛脱落，较早出现感觉（温度觉、痛觉和触觉）障碍；浅神经如耳大神经、尺神经、腓总神经、眶上神经等可较早触及粗硬或触痛，皮损感觉丧失和尺神经肿大是诊断麻风病最有价值的体征，常规涂片查菌阴性，麻风菌素晚期反应为强阳性。少数患者可自愈。

2.BT

好发于面部、躯干和四肢。常为多发性但不对称分布的红斑或淡红色斑块，境界清晰，有时中央凹陷为"打洞区"而周围绕以境界清楚的环状皮损，有时在较大斑块的周围发生较小的"卫星状"皮损，如丘疹或斑块；浅神经也较易受累而有感觉障碍及神经粗大，但较TT者为轻。一般涂片查菌1+～3+（Ridley对数法），麻风菌素晚期反应阳性或阴性。

3.BB

见于面部、胸背和四肢。皮损多形性，可有斑疹、斑块和浸润性斑片等，颜色不一（可淡黄、棕黄、暗红色等），同一皮损可有不同颜色，其边缘可部分清楚，部分不清楚，面部可出现展翅的蝙蝠状皮损，呈灰褐色，称为"蝙蝠状面孔"，有的皮损环内有环，称为"靶形斑"或"徽章样斑"，有的斑片中心有麻木的"打洞区"，其周围为环状高起性损害，环的边缘内清外不清，在大斑块的周围可见"卫星状"损害；损害数目多，但分布不对称；周围神经损害较TT轻，但比LL重，可有轻度麻木。皮肤涂片查菌2+～4+，麻风菌素晚期反应为阴性。

4.BL

皮损多形性但不对称，可有斑疹、丘疹、结节、斑块等，有的中央出现"打洞区"，其洞的周围皮损边缘内清外不清，表面光滑；BL向LL演变时可表现为鞍鼻、鼻黏膜溃疡、眉毛睫毛脱落，并可有内脏受累，但较LL轻，可发生麻风性结节性红斑

（erythema nodosum leprosicum，ENL）；浅神经常对称性受累，但质地较软，粗硬程度比TT轻，可有感觉障碍。皮肤涂片查菌4+～5+，麻风菌素晚期反应阴性。

5.LL

皮损数目多，对称分布，初为浸润性、边界不清的淡红或暗红斑，早期可无感觉障碍或仅有蚁行感或微痒，其后逐渐出现浸润性斑块及大小不等的结节，呈光亮多汁状外观，并且麻木、闭汗；深在的结节和浸润性损害可形成"狮面"，表现为鞍鼻、唇厚、耳大、鼻中隔穿孔、皮损区毛发脱落；由于麻风性菌血症的持续存在，浅部淋巴结、睾丸、肝、脾等器官均可受累，表现为功能障碍或肿大；周围神经常普遍受累，但神经的粗硬程度比TT型为轻；晚期可引起面瘫、手足畸残［如垂足、垂腕、指（趾）骨吸收、足底溃疡等］、眼睛受损（如睑外翻、睑下垂、虹膜睫状体炎、白内障、失明等）等。皮肤涂片查菌4+～6+，麻风菌素晚期反应阴性。

组织样麻风也称组织样麻风瘤，是多菌型麻风的一种少见类型，皮损为表面光滑的暗红色或棕褐色丘疹或结节，直径1～15mm，质地多较韧；周围神经多无明显肿大。可发生于任何部位，但最好发生于臀部、下背、面部和骨突出部位。皮损常无明显感觉障碍或仅有轻度瘙痒。皮肤涂片查菌4+～6+，麻风菌素晚期反应阴性。

6.IL

属早期麻风，皮损数目较少，常见浅色斑或淡红色斑，表面平滑，无浸润性，边缘可清楚或不太清楚；多有轻度感觉障碍，或有蚁行感，周围神经粗大少见，不引起畸残；可自愈，约30%的患者可演变为光谱分类中的各型。皮肤涂片查菌多为阴性，麻风菌素晚期反应可阴性也可弱阳性。

7.麻风反应

是麻风病慢性过程中由于患者免疫功能紊乱所引起的对麻风菌抗原的变态反应性炎症反应，常是复发或型别演变的征兆。表现为病情突然活跃和加剧，原有皮损红肿、扩大并出现许多新皮损，周围神经急剧肿胀、疼痛加剧，淋巴结肿大，出现虹膜睫状体炎、睾丸炎、发热、寒战等全身表现，可导致患者畸残或原有畸残加重。药物、疲劳、气候变化、心理压力、营养不良及外伤等常为诱因。

8.HIV感染与麻风病

HIV感染似乎不影响麻风病的病程，用常规的MDT也可达到预期的疗效，但对多菌型麻风疗程应适当延长。

（四）诊断及鉴别诊断

一般具备下述4项中的2项或2项以上，应考虑麻风病的可能性：①皮损区浅感觉（温度觉、痛觉、触觉）迟钝或丧失并伴有局部闭汗；②周围神经（如尺神经、耳大神经、腓总神经等）粗大；③皮肤涂片或组织病理切片抗酸染色查见ML；④有特异性组织病理变化。

麻风病的浅色斑应与单纯糠疹、贫血痣、花斑癣等进行鉴别；红斑应与玫瑰糠疹、体癣、多形性红斑等进行鉴别；浸润性斑块和结节应与硬红斑、结节性红斑、结节病、红斑狼疮、皮肤黑热病等进行鉴别，所有上述皮肤病均无麻木、闭汗或浅神经粗大，抗酸菌检查阴性。还应与神经性疾病进行鉴别，一些神经性疾病（如多发性神经炎、面神经麻痹、增殖性神经炎、臂丛神经血管压迫症、脊髓空洞症等）也可引起麻木或功能障碍，必要时可做神经病理检查。

（五）治疗

1.成年人

MB多菌型患者：利福平（R）600mg每个月1次看服；氨苯砜（D）100mg/d自服；氯法齐明300mg每个月1次看服和50mg/d自服，疗程24个月，但WHO 1998年指出，对MB患者的疗程缩短为12个月是有可能的。PB少菌型患者：利福平600mg每个月1次看服，氨苯砜100mg/d自服，疗程6个月，对只有一块皮损的PB患者，可用一次性利福平、氧氟沙星、米诺环素联合化疗，称为ROM方案，目前主要在印度、孟加拉和巴西采用。

2.儿童

应根据年龄不同，上述药物剂量应酌减，但疗程同成年人。

3.其他替代药物

用于对利福平、氨苯砜或氯法齐明过敏或不能耐受者，如克拉霉素、莫西沙星等。

4.临床治愈标准

完成上述治疗的患者，多菌型患者应监测5年，少菌型应监测2年，在监测期活动性表现和体征消失，原皮肤查菌阳性者转为阴性后每3个月查菌1次，连续2次均为阴性，原皮肤查菌阴性者仍保持阴性者，判为临床治愈。

5.麻风反应的治疗

Ⅰ型麻风反应，泼尼松30～40mg/d，病情缓解后逐渐减量，可辅以雷公藤治疗，糖皮质激素治疗失败可试用环抱素，如有神经脓肿应及早切开引流。Ⅱ型麻风反应，泼尼松用法同Ⅰ型，也可与沙利度胺、雷公藤或氯法齐明合用。

（六）预防

及早发现患者，并给予及时正规治疗，则可减少或消除传染源，减少传播。化学药物预防：在麻风高流行区，与患者尤其与多菌型麻风患者长期密切接触者，成年人可服氨苯砜50mg/d，一般服用2年，儿童剂量酌减。卡介苗（BCG）预防接种：有一定保护作用，保护作用随时间的延长而减弱。

二、皮肤结核病

皮肤结核病是由结核分枝杆菌所致的一组慢性感染性皮肤病，由于细菌的致病性、侵入部位、传播途径以及机体免疫状况的差异而有不同的临床表现。

（一）致病微生物和发病机制

本病致病微生物为结核分枝杆菌，简称结核杆菌（tubercle bacilli，TB），系分枝杆菌属，又属抗酸杆菌。初次感染 TB 称为原发性感染，曾感染过 TB 的患者再次感染称为再感染或原发后感染。

外源性传播：系 TB 经皮肤损伤处直接侵入皮肤所致（如疣状皮肤结核）；内源性传播：系原有的结核病灶中的 TB 经血行引起皮肤病变（如寻常狼疮），也可由邻近结核病灶直接播散到皮肤或经淋巴管引起皮肤病变（如部分寻常狼疮和瘰疬性皮肤结核）；结核疹：如丘疹坏死性结核疹和 Bazin 硬红斑；接种卡介苗（BCG）所致：少数人接种 BCG 后可引起局部肉芽肿或寻常狼疮，抗结核治疗有良效；性接触传播：生殖器患皮肤结核病者可传染给其配偶或性伴侣。

TB 为胞内感染菌，主要引起机体保护性细胞免疫和病理性迟发性变态反应，虽可诱导抗体产生，但保护作用有限。TB 进入机体首先被巨噬细胞吞噬，虽不能将其完全杀灭，但可将 TB 抗原递呈给周围的 CD4$^+$ 和 CD8$^+$T 细胞并将其激活，后者可裂解高菌荷量的靶细胞，有利于其他活化的巨噬细胞处理；同时活化 T 细胞及巨噬细胞等可释放趋化性细胞因子（如 IL-8、MCP-1 等）及效应性细胞因子（如 IFN-α、IFN-γ、IL-2、IL-6、TNF-α 等），促使巨噬细胞聚集或直接杀灭病灶中的 TB。TB 诱导机体产生的退发性变态反应可引起组织坏死或全身中毒症状，保护性细胞免疫反应和迟发性变态反应的共同作用形成以上皮样细胞、淋巴细胞和朗格汉斯细胞为特征的结核性肉芽肿；诱发该两种反应的抗原物质不同，保护性免疫反应由 TB 的核糖体 RNA（rRNA）引起，迟发性变态反应由 TB 的蛋白质和蜡质 D 诱发。

（二）临床表现

1. 寻常狼疮

是最常见的一种皮肤结核病。好发于儿童和青年的面部，尤其鼻部、颊部、上唇和外耳郭，次为颈部，偶可见于四肢、臀部等处。基本皮损为真皮内针头至绿豆大红褐或棕褐色丘疹和结节，质软，常覆以黏着性鳞屑，称为狼疮结节，如用玻片压之使局部缺血，则呈黄色或呈黄褐色，状如苹果酱，故称为苹果酱结节，具有一定诊断价值；皮损境界清晰，其中心可逐渐消退而遗留菲薄而柔软的瘢痕；如果皮损破溃则形成边缘不规则的溃疡，表面有少许稀薄脓液，结成黄褐色污痂，愈后形成条索状瘢痕，严重者可引起局部畸形或功能障碍；皮损一部分愈合而另一部分可继续向外发展，甚至在已愈合瘢痕上再发生新结节，也是本病的特征之一。除非继发其他细菌感染，寻常狼疮多不痛不痒，局部淋巴结可肿大，一般无明显全身症状；病程慢性，数年或数十年。结核菌素试验阳性。

寻常狼疮的其他临床类型：疣状狼疮，残毁性狼疮，黏膜性狼疮，播散性狼疮。

2. 疣状皮肤结核

本病好发于成年男性的手背及手指伸侧等暴露和易受伤部位，儿童则好发于踝部和臀部。皮损初起为红色或紫红色丘疹，绿豆至黄豆大，逐渐增多、增大而成为群集的小结节，由于结节表面角质增厚、干燥粗糙而使外观呈疣状增生性皮损，由于皮损中心发生干酪样坏死，故挤压时在皮损的裂隙间有脓液渗出，脓液中可找到TB；皮损中心瘢痕、周边疣状高起及红晕的外观，称为"三廓表现"；愈合过程中仍可发生新皮损。局部淋巴结可肿大，不痛不痒，多无全身表现，结核菌素试验强阳性。病程可持续数年或数十年。

3.瘰疬性皮肤结核

又名液化性皮肤结核，类似中医的鼠疮、老鼠串。好发于儿童及青年的颈部、腋部、上胸及腹股沟等处，女性多见。发病前多数患者先有淋巴结核，其后直接侵犯皮肤或经淋巴管蔓延至皮肤而发病；皮损初起为皮下结节，渐增多、增大、彼此融合并波及皮肤，高出皮面而呈青红或暗红色，由于结节干酪样坏死，皮损渐软化并形成溃疡和窦道，排出干酪样物质和稀薄的脓液；溃疡口小底大，边缘呈潜行性，有触痛；窦道彼此连通呈带状分布；溃疡愈合后留有条索状瘢痕，而瘢痕附近的结节陆续破溃、结痂，瘢痕挛缩可引起局部功能受限。病程慢性，常多年不愈，多无全身表现，结核菌素试验常为阳性。

4.丘疹坏死性结核疹

多见于青年人四肢伸侧，尤其肘、膝伸侧及手背、足背，少数发生于面部、臀部、阴茎。皮损初起为境界清楚的暗红色丘疹或小结节，绿豆至黄豆大，散在或群集，对称分布，多不彼此融合；多数丘疹于1～3周后其顶端出现小脓疱，继之形成中心坏死性小脓肿，结成棕褐色痂，痂脱落后留下凹陷性小瘢痕；有的丘疹可自动消退，留下色素沉着斑。多无自觉表现，春秋季较多，男女之比为1∶3；结核菌素实验阳性。

（三）实验室检查

1.细菌学检查

虽然对寻常狼疮、疣状皮肤结核、瘰疬性皮肤结核可做细菌培养，对瘰疬性皮肤结核还可做直接涂片行抗酸染色查TB，但很少能检到TB；对结核疹进行动物接种也难以作为常规检查；用PCR检测TB的DNA具有高度的敏感性和特异性，但不能作为判愈的标准。

2.结核菌素试验

常用的抗原物有两种，一种是旧结核菌素（OT），另一种是TB的纯蛋白衍生物，旨在观察TB引起的机体退发性变态反应的强度，可采用皮内、划痕、斑贴3种方法。由于凡是感染过结核杆菌者，此试验即可阳性而且维持终身，因此对多数人来说，反应阳性并不意味着有活动性感染；反应的强弱主要反映机体对TB免疫力的强弱，与病情及其转归无相关性。

（四）组织病理

1.寻常狼疮

表皮有继发性改变如萎缩、增生等，典型改变是真皮中上部结核样或结核性结节，即较多的上皮样细胞和少数朗格汉斯细胞为中心，其外周为单个核细胞及淋巴细胞浸润，早期以淋巴细胞为主，晚期则以上皮样细胞为主；结核结节中央少见干酪样坏死；抗酸染色不易找到TB。

2.疣样皮肤结核

表皮变化可有角化过度、棘层肥厚、假上皮瘤样增生，并有嗜中性粒细胞渗入等；真皮上部嗜中性粒细胞浸润较多，其次为淋巴细胞、浆细胞及嗜酸性粒细胞等；真皮中部可见由上皮样细胞、淋巴细胞、朗格汉斯细胞及中度干酪样坏死构成的结核结节；抗酸染色不易找到TB。

3.瘰疬性皮肤结核

表皮早期变薄，后期有溃疡、炎细胞浸润等；真皮深部或皮下组织可有结核样结节，中央有干酪样坏死；可查到TB。

4.丘疹坏死性结核疹

白表皮到真皮形成楔形坏死区，其周围为组织细胞浸润，典型结核结节少见，血管炎表现明显，从轻度的淋巴细胞性血管炎到纤维蛋白样坏死和血栓形成，毛细血管、小静脉和小动脉均可受累，可形成慢性肉芽肿性小血管炎；一般查TB为阴性，应用PCR法50%的患者检测阳性。

（五）诊断及鉴别诊断

1.寻常狼疮

根据好发于面部、玻片压诊见有"苹果酱样"的狼疮结节、边愈合边发展、易于形成瘢痕引起畸形、经久不愈等特点，结合组织病理检查即可确诊。应与红斑狼疮、结节病、麻风病、梅毒及深部真菌病等进行鉴别。

2.疣状皮肤结核

根据疣状皮损的中心有凹陷性萎缩性瘢痕，外周绕以红晕（三廓表现），病程慢性，结合组织病理可做出诊断。主要应与角化棘皮瘤、疣状寻常狼疮、慢性增殖性脓皮病、着色真菌病和孢子丝菌病等进行鉴别，还应与疣状表皮痣、肥厚性扁平苔藓等进行鉴别，采用细菌分离培养法可与海鱼分枝杆菌感染进行鉴别。

3.瘰疬性皮肤结核

根据其好发于颈部、易破溃形成溃疡、窦道和条索状瘢痕、此消彼起、病程漫长，结合组织病理不难诊断。主要应与非结核分枝杆菌感染、花子丝菌病、放线菌病等进行鉴别，发生于腹股沟者应与性病性淋巴肉芽肿进行鉴别。

4.丘疹坏死性结核

疹根据好发于四肢伸侧的丘疹或小结节、中心坏死、脱痂后留下萎缩性小瘢痕、无自觉表现，结合组织病理不难诊断。主要应与急性痘疮样苔藓样糠疹、丘疹脓疱性二期梅毒疹、Churg-Stauss肉芽肿、淋巴瘤样丘疹病、穿通性环状肉芽肿及穿通性胶原病等进行鉴别。

在有条件的地方，采用PCR法检测病变组织中TBDNA，有助于上述各种皮肤结核病的诊断。

（六）治疗

1.局部疗法

可用5%异烟肼软膏、1%卡那霉素软膏或链霉素0.5～1.0g加2%利多卡因5～10ml于皮损基底部及其周围注射，每周1次，共5～6次；对皮损较小的皮肤结核.如寻常狼疮、疣状皮肤结核等可手术切除或激光、冷冻等方法去除。

2.全身疗法

常用抗结核药物及其剂量为异烟肼（H）0.3g/d.分3次口服，利福平（R）0.45g/d，早饭前1次顿服，乙胺丁醇（E）0.75g/d，分3次口服，吡嗪酰胺（Z）1.5g/d，分3次口服，链霉素（S）0.5g肌内注射，每天2次。为防止耐药，WHO主张联合化疗（MDT），即先行2个月的强化治疗，应用H、R、Z、S或E，监督给药，继之以4个月的巩固治疗，应用H、R自服；为减轻不良反应，上述强化治疗可每周3次，巩固治疗每周2次。对丘疹坏死性结核疹，有人给予异烟肼300mg/d，乙胺丁醇1200mg/d，利福平600mg/d，2个月即明显好转，但需治疗9个月，以防复发；抗结核治疗效果欠佳时，可辅以糖皮质激素或氨苯砜内服。上述治疗药物系成年人剂量，儿童酌减，尤其链霉素有听力减退、口周麻木等不良反应，连用不超过3个月为宜；对利福平应注意其肝脏毒性作用。

第四章　自身免疫性皮肤病

第一节　疱疹性皮肤病

一、天疱疮

天疱疮是一类原因尚不明确的自身免疫性大疱性疾病。以累及皮肤黏膜的表皮内水疱、大疱为主要特征，病情严重，易复发。

（一）流行病学

国外研究发现地中海地区天疱疮的发病率较高，可能与人种有关。目前相关基础研究结果表明天疱疮的发病与 HLA—DR，DQ 及 HLA—G 等位基因相关，可能也是该病种族差异的原因之一。成年人中发病率最高的国家是以色列，高出平均发病率3倍以上。无性别差异，天疱疮好发于30～50岁的中年人，其特殊类型地方性落叶型天疱疮在南美洲和欧洲流行，多发生于农村儿童和青年。

（二）病因学

目前认为天疱疮是一种自身免疫反应，致病性抗体主要是抗桥粒糖蛋白成分的IgG，少数为IgA。部分特殊类型天疱疮的病因可能与药物或者肿瘤有关。

①寻常型和增殖型天疱疮的主要自身抗原为桥粒芯糖蛋白Ⅲ（分子量130kD）。

②落叶型天疱疮抗原是桥粒芯糖蛋白Ⅰ（分子量160kD）。

③天疱疮抗体也可损伤钙黏蛋白，破坏细胞间的粘连，导致棘层松解。

（三）临床表现

根据临床特点天疱疮可分为寻常型天疱疮、增殖型天疱疮、落叶型天疱疮、红斑型天疱疮。

1.寻常型天疱疮

是最常见而又最严重的类型，多发于中年人，好发于口腔、胸、背、头颈部、鼻、眼结膜、生殖器、肛门、尿道等部位的黏膜均可受累，60%患者初发症状为口腔黏膜水疱和糜烂，4～6个月后才出现皮肤损坏，典型皮损为外观正常的皮肤或者红斑基础上发生水疱或者大疱，疱液清亮，疱壁较薄，尼氏征阳性，易破溃形成糜烂面，如不及时治疗可因大量体液和蛋白丢失，发生低蛋白血症，继发感染而危及生命。

2.增殖型天疱疮

是寻常型的良性型，临床少见，发病年龄较轻，口腔损害较晚。好发于头面、鼻唇沟、乳房下、脐窝、腋下、腹股沟等部位。

根据严重程度临床上又分为以下几型。

（1）轻型

原发损害为小脓疱，水疱不明显，疱破后在糜烂面上形成增殖性损害，临床表现类似于增殖型皮炎，病情轻，经过缓慢，预后好。

（2）重型

原发损害如同寻常型天疱疮，初起为松弛性水疱，水疱破后有较多浆液性脓性分泌物，以后糜烂面逐渐增生，形成乳头瘤样斑块，皱褶部位的损害尤为明显，且易继发细菌感染，有臭味；黏膜损害多见，可发生在皮损之前或以后，常在口腔、鼻腔、外阴、肛门等处发生水疱，易破溃形成溃疡。

3.落叶型天疱疮

多累及中老年人，皮损初发于头面、躯干，逐渐发展，遍及全身。水疱常发生于红斑基础上，疱壁更薄，尼氏征阳性，极易破裂，渗出少，在糜烂面上可形成黄褐色油腻性疏松的鳞屑和落叶状薄痂，痂下湿润，有腥臭味；非典型的皮损水疱不明显，表现为局部皮肤肿胀、充血，表皮浅层剥离，有少量渗出糜烂，形成叶片状屑痂，类似剥脱性皮炎；本型黏膜受累少见，即使黏膜受累亦不严重。

4.红斑型天疱疮

本病亦称Sener-Usher综合征、脂溢性天疱疮，是落叶型的良性型，好发于头面、胸背上部，下肢和黏膜很少累及。早期皮损类似F红斑狼疮的蝶形红斑，之后出现散在、大小不等的浅表性水疱，尼氏征阳性，极易破裂，在糜烂面上常结成黄痂或脂状鳞屑，类似脂溢性皮炎。本病日晒后可加重，除轻微瘙痒外，一般无全身症状。病程长，水疱此起彼伏，有时可发展成落叶型天疱疮。

（四）实验室检查

①大部分患者可有轻度贫血，且贫血与病情严重程度成正比。白细胞总数及中性粒细胞常中度增加，并多与继发感染有关。半数患者可有嗜酸性粒细胞升高，血沉加快，血清总蛋白、白蛋白偏低，免疫球蛋白高低不一。

②细胞学检查：用玻片在疱底或糜烂面上轻压印片，或用钝刀轻刮糜烂面后涂片做革兰染色，可见单个或成群的棘层松解细胞，细胞圆形或卵圆形，细胞间桥消失，

胞核圆形，大而深染，可见核仁，核周围有浅蓝色晕，胞质均匀，呈嗜碱性。天疱疮细胞聚集或者孤立存在。

③免疫荧光检查：天疱疮患者皮损周围的皮肤行直接免疫荧光检查可见到角质形成细胞间 IgG 及 C3 呈网格状沉积，间接免疫荧光提示 80%～90% 的天疱疮患者血清中可存在抗天疱疮抗体。但免疫荧光检查特异性和敏感性不高，其抗体滴度不能很好地反映疾病的严重程度。

④酶联免疫吸附实验：对特异性抗体的检测比免疫荧光检查有更好的特异性和敏感性。对特异性抗 Dsg1 和 Dsg3 抗体的检测能够帮助鉴别诊断寻常型天疱疮和落叶型天疱疮。在病情活动期，90% 以上患者血清中有高滴度抗表皮细胞间物质的循环抗体，抗体滴度与病情的严重程度基本平行。临床症状改善后抗体滴度可下降或转阴。病变复发前 2～4 周天疱疮抗体滴度可先升高。

⑤免疫印迹及免疫沉淀：副肿瘤性天疱疮患者血清中存在多种抗表皮棘细胞间连接蛋白的抗体，除了抗 Dsg 外，还可检测到抗壳斑蛋白抗体、抗周斑蛋白抗体、抗桥粒斑蛋白—Ⅰ、Ⅱ抗体和大疱性类天疱疮抗原 BPAG1 抗体等。

⑥免疫遗传学：在犹太患者中 HLA～DR4 和 DQ8 阳性率高，非犹太患者中 HLA～DR6、DQ1 和 DQ5 阳性率高。

（五）病理变化

基本组织病理变化是棘层松解、表皮内裂隙和水疱，疱腔内有棘层松解细胞。各型天疱疮棘层松解的部位不同：

1.寻常型天疱疮

水疱或裂隙发生于棘层下方或基底层上方，疱底排列一层基底细胞，形成绒毛状；疱液中有棘层松解细胞，细胞体积大，核浓缩居中，胞质均一。

2.增殖型天疱疮

早期水疱或裂隙的发生与寻常型相同，但绒毛形成、表皮嵴下伸更明显，晚期有表皮角化过度、棘层肥厚呈乳头瘤样增生。

3.落叶型天疱疮

水疱、裂隙位于棘层上部或颗粒层，陈旧的皮损有角化过度、角化不全、角栓形成和棘层肥厚，颗粒层内可见形态类似的角化不良细胞，有诊断价值，真皮内中等量炎症细胞浸润，嗜酸性粒细胞增多。

4.红斑型天疱疮

与落叶型天疱疮相同，但陈旧损害中毛囊角化过度，颗粒层棘层松解，角化不良细胞更显著。

5.IgA 天疱疮的组织病理特征分为二型

（1）角质层下脓疱型

角质层下单房性脓疱中含有大量嗜中性粒细胞和少数棘层松解细胞。

（2）表皮内脓疱型

脓疱分布于整个表皮内，疱液中含有大量嗜中性、嗜酸性细胞和棘层松解细胞，棘细胞层内有海绵形成。

6.副肿瘤性天疱疮

病理显示棘松解发生于基底层上方，有明显的角质形成细胞坏死，基底细胞空泡变性；免疫病理也可出现IgG或补体沉积与基底膜区。

直接免疫荧光检查显示几乎所有患者在角质形成细胞间有IgG、C3呈网格状沉积；寻常型天疱疮主要沉积在棘层中下方，落叶型天疱疮主要沉积在棘层上方甚至颗粒层；红斑型天疱疮暴露部位的皮肤除表皮细胞间有IgG、C3呈网状沉积外，在基底膜带（基底膜带）还有IgG、C3呈线状沉积；IgA型天疱疮角质层下脓疱型的IgA主要沉积于表皮上层细胞间，表皮内脓疱型IgA沉积于整个表皮内，并在表皮内偶有C3、IgG、IgM沉积；副肿瘤性天疱疮亦有IgG或补体在基底膜带沉积。

电镜观察：早期改变是表皮细胞间基质或糖被膜局部或全部溶解，细胞间隙增宽，后张力丝从桥粒附着板处脱落，桥粒消失。免疫电镜发现IgG紧贴在角质形成细胞表面，与桥粒无明显关系。

（六）诊断与鉴别诊断

1.主要诊断依据

①皮肤上发生松弛性水疱、大疱，壁薄易破，形成糜烂、结痂，常伴有黏膜损害，尼氏征阳性。②疱液或疱底涂片可查到棘层松解细胞。③组织病理主要表现为表皮内水疱和棘层松解，在电镜下可以发现桥粒中心部解离，而使细胞间丧失结合能力。这也是尼氏征的病理基础。④免疫病理示棘细胞间有IgG、C3呈网状沉积。⑤间接免疫荧光检查或酶联免疫吸附实验提示血清中有高滴度天疱疮抗体。

增殖型天疱疮除有上述变化外，可见有表皮增生呈现假上皮瘤样改变，表皮内有多数嗜酸细胞小脓肿形成。

落叶型天疱疮和红斑型天疱疮棘融解性水疱发生在表皮浅层（角层下或颗粒层内）。

2.鉴别诊断

①大疱性类天疱疮：多发于老年人；基本损害为疱壁紧张性水疱、大疱，不易破裂，破裂后易愈合，尼氏征阴性，黏膜损害少见；组织病理为表皮下水疱；免疫病理显示皮肤基底膜带有IgG和（或）C3呈线状沉积。

②疱疹样皮炎：本病少见，主要发生于中青年；以厚壁水疱为主的多形性损害常簇集成群或呈环形排列，疱壁紧张，尼氏征阴性，瘙痒剧烈；组织病理示表皮下水疱及嗜中性粒细胞为主的细胞浸润；直接免疫荧光检查示真皮乳头有颗粒状IgA、C3沉积；多数患者伴有谷胶敏感性肠炎病。

③线状IgA大疱性皮病：见于儿童和成年人；皮损为弧形或环形排列的紧张性水

疱、大疱，尼氏征阴性；组织病理为表皮下水疱；免疫病理示 IgA 呈线状沉积于基底膜带；70% 患者血清中可测出抗基底膜带的 IgA 循环抗体。

④获得性大疱性表皮松解症：多见于成年人，儿童和老年亦可发病；基本损害为紧张性水疱、大疱，少数伴有口腔黏膜损害；病理变化为表皮下水疱；免疫病理示基底膜带有 IgG、C3、C4 呈线状沉积；血清中可测到抗 W 型胶原的 IgG 抗体；多数患者 HLA～DR2 阳性。

⑤大疱性多形红斑：好发于春秋季节，儿童、青少年患病率高；皮肤损害呈红斑、水疱、大疱、血疱、瘀斑等，尼氏征阴性，大疱周围有红斑，易破，疱液浑浊，多呈血性，黏膜受累广泛而严重，伴有发热、关节痛、血沉快、蛋白尿等全身症状，严重者出现全身中毒症状及各器官损害。

⑥口腔损害需与阿弗他口腔炎和扁平苔藓进行鉴别。糜烂面涂片和活检可协助诊断。

⑦角质层下脓皮病：需与 IgA 天疱疮进行鉴别，本病皮损为松弛、壁极薄的表浅脓疱，主要分布于腋下、乳下、腹股沟等皱褶部位；病理为角质层下脓疱，偶见棘层松解细胞；直接免疫荧光检查表皮内无抗体沉积。

⑧家族性良性慢性天疱疮：常染色体显性遗传性皮肤病，临床特点是颈、腋、腹股沟等皮肤皱褶处反复发生的水疱、糜烂及结痂，组织病理表现为基底膜上层裂隙、绒毛、大疱，表皮内棘层松解、棘细胞间桥消失如倒塌的砖墙。免疫荧光检查阴性。

（七）治疗

1.支持治疗

给予高蛋白、高维生素饮食。注意维持水、电解质平衡。全身衰竭者给予白蛋白、血浆或者全血，少量多次应用。

2.系统治疗

（1）糖皮质激素

为目前治疗本病的首选药物。一旦确诊应及早应用，初始剂量应足够，以尽快控制病情。常用泼尼松、地塞米松等，按照皮损范围、严重程度决定最初剂量（首剂量），以泼尼松为例，一般对皮损面积占体表不足 10% 的轻症病例，或损害仅限于口腔黏膜的患者，以 30～40mg/d 为宜；占 30% 左右的中度病例，以 60～80mg/d 为宜；占 50% 以上重症病例，则以 80～100mg/d 为宜。对糖皮质激素常规治疗无反应，可采用冲击疗法，用甲泼尼龙 250～1000mg/d 静滴，连用 3～5d 后改服泼尼松 40mg/d，如不能彻底控制，1 个月后再次冲击治疗。给药后应密切观察病情，若 5～7d 无好转，且仍有新水疱出现，应及时增加泼尼松的用量，增加剂量应为原剂量的 40%～50%。少数患者血清中有高滴度天疱疮自身抗体，口腔黏膜严重，口服药有困难时，可选用氢化可的松或地塞米松（相当于相应量泼尼松），在皮疹完全控制、原有糜烂面，无新水疱发生，则继续维持 2～3 周后逐渐减药，减量速度不宜太快，根据病情每隔

10～20d减量1次，每次以减前量的1/6～1/10为宜，有条件每2～3周IIF检测抗体滴度，指导减药。开始减药的速度可快些，如最初3～4周，可每7～10d减总药量的10%，以后每2～4周减1次。并逐渐过渡到隔日服药的维持剂量治疗阶段，维持剂量可为隔日晨起顿服15～20mg，常需服用数年。若治疗规律，多数患者可逐渐停药达到痊愈，一般平均需要4～5年的服药时间。减药过程中一旦有新疹出现，则应暂停减药。若因减药速度太快或骤然停药，导致皮疹大面积复发，则需果断地增加用量或重新给药。

在糖皮质激素治疗期间，应注意其不良反应，并及时处理。

（2）免疫抑制药

单独使用或与糖皮质激素联合使用。与糖皮质激素联合应用，疗效较好，可选用硫唑嘌呤1～2.5mg/（kg·d）分次口服.或环磷酰胺1.5～2mg/（kg·d）口服或2～4mg/kg静脉给药，隔日1次，总量为6～8g，或甲氨蝶呤10～25mg肌内注射或静脉滴注，每周1次，或环孢素3～8mg/（kg·d）分次口服，病情好转后改为2～3mg/（kg·d），或麦考酚酸酯（骁悉）50～200mg/d；重病例宜先用糖皮质激素控制病情后再加免疫抑制药，可以缩短治疗时间，降低与糖皮质激素的用量。免疫抑制药一般在应用1个月后出现疗效，出现疗效后，一般先减糖皮质激素，之后减免疫抑制药。应用免疫抑制药物须密切注意监测其胃肠道反应、骨髓抑制及肝肾功能损伤等不良反应，及时采取相应对策。

（3）金制剂

一般用硫代苹果酸金钠，每周肌内注射1次，首次10mg，第2次25mg，直至病情控制后改为每2～4周肌内注射50mg。一般在总剂量达到300mg时才出现效果。目前应用较少。

（4）免疫调节治疗

①静脉大剂量丙种球蛋白：对大剂量糖皮质激素及与免疫抑制药联合治疗效果不佳者同时又合并严重的感染症状时可考虑此方法。1～2g/（kg·d），静脉给药，连续3～5d。

②血浆置换术/免疫吸附疗法：利用设备去除患者血浆中的自身抗体。每次的血浆置换量以及血浆置换次数需根据病情程度而定。

（5）单克隆抗体疗法

单克隆抗体疗法是一种疗效高、特异性强的治疗手段。近年来单独使用单克隆抗体或者联合免疫抑制药、联合静脉注射丙种球蛋白用于天疱疮的治疗，收到良好的效果。国外常用Rituximab（抗CD20单抗，美罗华）来治疗重症的PV和PNP，一般采用375mg/m²，每周1次，连续4周。也有报道使用Infliximab（TNF-a单抗）治疗顽固性天疱疮有效。

（6）造血干细胞移植

近几年来，自体外周血造血干细胞移植用于糖皮质激素和免疫抑制药治疗无效的重症天疱疮有效。

（7）抗感染治疗

主要应用预防和控制皮损部位的细菌、其菌感染，应尽早使用。

（8）其他

除了以上介绍的治疗药物及方法，还要一些药物如雷公藤多苷：40～60mg/d，口服。氨苯砜：100～300mg/d，口服。反应停：50～100mg/d，口服。烟酰胺，四环素，左旋咪唑（0.1～0.2g/d，联用泼尼松）。苯丁酸氮芥：4～10mg/d，及体外光化学疗法，也都有一定效果。

3.局部护理和外用药物

加强护理，防止继发感染。对皮损广泛者给予暴露疗法，用1：8000高锰酸钾溶液或者1：1000苯扎溴铵清洗创面，保持创面清洁，感染性皮损根据细菌培养结果选取有效抗生素。口腔黏膜损害可用10%甘草水或朵氏液漱口，外涂他克莫司软膏、碘甘油或者2.5%金霉素甘油。疼痛严重者，进食前外涂3%达克罗宁液或1%普鲁卡因溶液漱口。

4.PNP的治疗

主要是手术切除肿瘤病灶或治疗原发肿瘤，同时予糖皮质激素和（或）免疫抑制药治疗，静脉注射人血免疫球蛋白冲击治疗。现认为美罗华和Daclizumab（抗1L-2R单抗）是治疗PNP的一线药物。

（八）并发症的诊断、治疗和预防

寻常型天疱疮如不及时治疗可因大量体液和蛋白丢失，发生低蛋白血症，继发感染而危及生命，因此准确诊断和及时治疗是防止并发症的关键。

长期应用糖皮质激素以及免疫抑制药容易引起各类并发症，如高血压、糖尿病、溃疡病、消化道出血，肝功能受损；继发细菌或真菌感染；水电解质紊乱及精神神经症状等；长期服用者应注意白内障、骨质稀疏，甚至腰椎压缩性骨折、股骨头无菌性坏死等的发生，国内亦有报道天疱疮并发带状疱疹，重症肾小球肾炎。一旦出现，应予以相应处理。在治疗期间应定期监测患者的IIIL压，血尿常规，便隐血，血糖，电解质肝肾功能及胸片等，并注意补钾补钙。

闭塞性细支气管炎，是导致PNP患者死亡的主要原因之一，临床呈不可逆的进行性呼吸困难，药物治疗无效，63%患者5年内死于呼吸衰竭。本病的早期诊断主要依据高分辨CT、肺功能等影像学检查结果，但本病早期的有效治疗措施有待进一步研究。

（九）预后

随着诊疗水平的提高，天疱疮患者的生存率已有了明显的升高，但各型天疱疮预后存在差异，一般而言，寻常型天疱疮病情严重，增殖型、落叶型、红斑型天疱疮预后好于寻常型天疱疮。

二、疱疹样天疱疮

疱疹样天疱疮临床表现类似疱疹样皮炎，组织病理为表皮内水疱及酸性粒细胞海绵形成，直接免疫荧光可见表皮内有IgG沉着，目前认为属天疱疮的变型。

（一）病因

病因不清。目前认为是天疱疮的一种变型。

（二）临床表现

多见于中老年人，青年亦有发病，女性较多。发病以躯干为主，逐渐发展至臀部四肢甚至全身，口腔黏膜很少受累。早期皮损为单发，或者多发环形或多环形红斑，表面有针头至绿豆大小水疱，或呈丘疱疹。偶可出现大疱，疱壁紧张，尼氏征阴性。自觉皮损部位瘙痒或者剧痒。病程缓慢，反复发作。

（三）实验室检查

间接免疫荧光检查：部分患者血清中存在低滴度抗棘细胞间自身抗体。

（四）病理变化

组织病理表现为表皮棘层中水疱形成、细胞间水肿和海绵形成，水疱内嗜酸性细胞浸润，可形成嗜酸性细胞小脓肿。

直接免疫荧光检查发现表皮内棘细胞间IgG沉积或C3沉积。

（五）诊断与鉴别诊断

1.诊断

根据本病临床表现类似疱疹样皮炎，组织病理为表皮内水疱及酸性粒细胞海绵形成，直接免疫荧光可见表皮内有IgG沉着，即可诊断。

2.鉴别诊断

（1）疱疹样皮炎

病理变化为表皮下水疱。直接免疫荧光检查显示真皮乳头顶端IgA呈颗粒状沉积。

（2）天疱疮

临床表现具有特殊之处，此外病理和免疫荧光检查有助于鉴别。

（3）其他需要鉴别的疾病

包括湿疹、类天疱疮、妊娠疱疹、急性或亚急性湿疹、线状IgA皮病、重症多形红斑、药疹等。

（六）治疗

1.全身治疗

（1）糖皮质激素

对本病疗效好，一般选用泼尼松 15～30mg/d，口服。病情控制后逐渐减量，或适当用最小剂量维持治疗。

（2）氨苯砜

皮损较轻者可单用100mg/d，2～3d口服，严重者应与泼尼松（20～30mg/d）等联合使用。

（3）免疫抑制药

与糖皮质激素联合应用，疗效较好，可以缩短治疗时间，降低与糖皮质激素的用量。

（4）雷公藤多苷

40～60mg/d，口服。

2.局部治疗

皮损保持清洁干燥，避免搔抓，以防皮损部继发感染。可选用糖皮质激素软膏，糊剂等外涂患处，瘙痒剧烈者可用达克罗宁霜，服尔舒止痒酊等外用。

（七）预后

本病预后比天疱疮好。多数病例治疗后能长期控制，少数病例可转变为寻常型、落叶型或者红斑型天疱疮。

第二节　色素性皮肤病

一、雀斑

雀斑是一种常见的小的，局限的棕色至黑色色素斑。好发于面部，也可发生在身体任何部位。可发展缓慢，也可突然增多，色素可为均一，也可不同。雀斑在温带地区常见。一般而言，肤色白和红色或金色头发的白人更常见。发生性别无显著差异。始发年龄一般为2岁，青春期数目增加，而成人后数目有减少趋势。

（一）病因

①属常染色体显性遗传，如为患者的一级亲属发病率更高。研究表明与MC1R基因多态性有关。

②环境因素，过度日光照射或紫外线照射可诱发本病或使其加剧。

③着色性干皮病相关的雀斑：该病为常染色体隐性遗传病，该病的携带者雀斑更黑更明显。

④神经纤维瘤病相关的雀斑：该病为常染色体显性遗传病，在该病患者的皱褶部位可见雀斑，如腋窝处的雀斑提示该病可能。

（二）临床表现

1.发病特征

本病多见于女性，常在5岁左右发病，损害随年龄增长而加多、颜色加深。青春期最明显，老年时逐渐减轻。无自觉症状。损害好发于面部，特别是鼻梁及眶下。可累及颈部和手背，偶见于胸、背和四肢。夏季增加，损害颜色加深、加大，数目增多，冬季则减少、减轻。有随年龄增长而逐渐消失倾向。

2.皮损形态

日光暴露区域出现淡褐色斑点，直径一般为3～5mm，雀斑与日光照射有关。损害为淡褐色至淡黑色斑点，针头至米粒大，圆形或卵圆形，疏密不定。对称分布。

（三）病理学检查

表皮结构正常，表皮基底层细胞内黑素轻度至中度增多，皮肤附属器细胞黑素增加；多巴染色示皮损内黑素细胞密度较邻近组织为低，但细胞体积较大，有更多、更长的树突，染色较深。电镜观察示雀斑处黑素细胞与黑种人相似，有更多的第Ⅳ期黑素小体，而邻近组织中的黑素细胞内黑素化较正常为弱，黑素颗粒较小，轻度黑素化，两者有明显的差异。

（四）诊断与鉴别诊断

1.诊断标准

①皮损为针头至米粒大圆形或卵圆形淡褐色或黄褐色斑疹，分布对称，无自觉症状。

②发生面部，亦可见于手背、颈及肩部暴露部位皮肤。

③常首发于5岁左右的儿童，女性多于男性，随年龄增长，数目增多；青春期最明显。

④组织病理可见表皮基底层尤其表皮突部位色素颗粒增多，但黑素细胞数目并不增加。

2.鉴别诊断

应与以下疾病进行鉴别诊断：

（1）单纯性雀斑样痣

散在分布的棕色至黑素的针尖至粟粒大小的斑疹，不限于曝光部位，组织病理示基底层内色素细胞增多，基底细胞内黑素增加。

（2）色素痣

多发生于儿童或青春期，皮损呈斑疹、丘疹、乳头瘤状、疣状、结节等表现，黄褐色或黑色。组织病理可见痣细胞巢。

（3）着色性干皮病

6个月至3岁发病，早期面、唇、结膜、颈部及小腿等暴露部位出现雀斑、色素沉着斑、皮肤干燥。暴露部位及非暴露部位皮肤及口腔黏膜出现毛细血管扩张及小血管瘤，小的白色萎缩性斑。3～4年后即出现皮肤恶性肿瘤，以基底细胞癌最常见，其次为鳞状细胞癌和黑素瘤。

（五）治疗

1.一般治疗

避免日晒，使用遮光保护用品。如戴宽檐帽，用防紫外线伞，或选用遮光剂，如5%二氧化钛布。5%对氨基苯甲酸霜，禁用含有雌激素的软膏或化妆品。

2.局部治疗

①脱色制剂如3%过氧化氢溶液、10%氧化氨基汞软膏或3%氢醌霜每日外涂1或2次，可有暂时疗效。5%水杨酸软骨，0.1%维A酸霜等可使有色素的皮肤加速剥脱。

②25%苯酚乙醚点涂剥脱，30%～50%三氯醋酸点涂或液氮喷雾应慎用，有炎症后色素沉着或瘢痕。

③外科治疗：严重者可用皮肤磨削术。

④物理治疗：Q-开关脉冲红宝石激光、510nm色素性损害染料激光有效。

3.系统治疗

维生素C、维生素E。泛发性雀斑可内服归脾丸、六味地黄丸和维生素C（维生素C每天用量至少1g）与维生素E联合治疗。

（六）预后

预后良好。

（七）预防

避免或减少日光照射，尤其是在春夏季节可预防新生雀斑出现并可阻止典型的日晒性雀斑颜色加深。遮光剂（如5%二组化钛霜、5%对氨基苯甲酊或软膏），或防晒霜，或遮阳伞都可选用。

二、黄褐斑

黄褐斑又名肝斑，是，种常见的发生于面部的后天性色素沉着过度性皮肤病，发生于日晒部位，并于日晒后加重。中青年女性多见。病程慢性，无明显自觉症状。病情有一定季节性，夏重冬轻。色素沿着区域平均光密度值大于自身面部平均光密度值的20%以上。

（一）病因和发病机制

病因尚不清楚。本病女性多见，常见于妊娠、口服避孕药、停经，也可出现于卵巢功能紊乱和其他的分泌紊乱。其可能是由于雌激素及黄体酮增加，加强MSH对黑素细胞的作用，使黑素细胞活性增加，雌激素可刺激黑素细胞分泌黑素颗粒，孕激素能促使黑素体的转运和扩散，高水平的MSH与孕激素、雌激素协同作用而增加黑素。但临床上发现并非所有妊娠或20%口服避孕药的妇女都伴发黄褐斑，且部分黄褐斑患者分娩后或停止口服避孕药，其黄褐斑也可持续存在，未婚未孕的正常女性亦发生黄褐斑，黄褐斑多见于青年女性，也可发生于男性，提示黄褐斑可能与遗传有关。

日晒后发现诱发黄褐斑或加重，可能与日晒后维生素Q对黑素细胞的影响有关，紫外线能激活酪氨酸酶活性，使照射部位黑素细胞增殖，从而使黑素生成增加。光照射后，皮肤中许多生物化学系统发生变化，如花生四烯酸和一些环氧产物、前列腺素D（PGD）和前列腺素E（PGE$_2$）等，这些变化可能使黑素细胞增加，调节和诱导黑素的合成和转运。

化妆品可引发黄褐斑的发生，这可能与化妆品中某些成分如氧化亚油酸、枸橼酸、重金属、水杨酸盐、金属、防腐剂和香料等有关，尤以劣质化妆品更为有害。也与刺激皮肤所致炎症后色素沉着有关。局部皮肤菌群的改变，细菌产生色素的吸收和沉积参与了黄褐斑的形成。长期服用冬眠灵、苯妥英钠、安体舒通等药物，某些慢性疾病如结核、癌、慢性酒精中毒、肝病、甲状腺疾病（尤其甲亢及甲状腺切除患者）等，及血液流变学、精神因素等均可导致本病发生。

黄褐斑与情绪变化有关，精神抑郁常常导致色素加深，祖国医学认为"此症由忧思抑郁、血弱不华、火燥精滞而成"。

（二）临床表现

多累及中青年女性，男性也可发生。常春夏季加重，秋冬季减轻。好对称发生于颜面额部及颊部而呈蝴蝶形，亦可累及前额、鼻、口周。典型皮损为黄褐色或深褐色斑片，大小不一，边缘清楚。无自觉症状。病程不定，可持续数月或数年。

有三种临床类型：①面正中型：累及颊、额、上唇、鼻和须，占63%。②颊型：累及颊、鼻，占21%。③下颌型：累及下颌支区，偶累及颈部"V"型区，占16%。

色素沉着斑也可累及乳头、外生殖器及前臂。也可根据色素沉着的深浅分为三型：①表皮型：自然光下为淡褐色，在Wood灯下色素程度加深。②真皮型：自然光下为蓝灰色，在Wood灯下色素程度无明显加深。③混合型：自然光下为深褐色，在Wood灯下两型表现均可看到。

黄褐斑色素随内分泌变化、日晒等因素可有变化，部分患者分娩后或停服口服避孕药后可缓慢消退，但大多数黄褐斑患者病程难于肯定，可持续数月或数年。

（三）辅助检查

一般来讲，不需要实验室检查，必要时可检查甲状腺功能，Wood（波长340～400nm）检查常可帮助定位表皮或真皮的色素，在很多病例中，色素在这两个部位中均可存在。

（四）病理学检查

皮损处表皮结构正常。表皮型的黑素主要沉积在基底层及其上方，偶尔延及角质层；真皮型真皮中上部血管周围有噬黑素细胞存在，真皮吞噬细胞中色素增加，亦可见游离的黑素颗粒，无炎症浸润；Fontana-Masson染色证实角质形成细胞及一些黑素细胞中黑素小体增加。电镜检查表皮型和真皮型黄褐斑在结构水平上无实质性差别，显示黑素细胞数量正常但黑素细胞活性增加，黑素细胞树突明显增大，黑素形成活跃，棘层细胞含大量的单个非聚集黑素颗粒，皮损处黑素细胞胞质中线粒体、高尔基体、粗面内质网和核糖体增多。

（五）诊断与鉴别诊断

根据黄褐色斑片，好发于面中部，无自觉症状，常见于中青年女性等特点，易于诊断。

本病需与以下疾病进行鉴别诊断：

1.雀斑

面部、手背、颈及肩部暴露部位针头至米粒大淡褐色或黄褐色斑疹，呈对称分布。自5岁左右发病，女性多于男性。组织病理可见表皮基底层色素增多，但黑素细胞数目并不增加。

2.黑变病

灰褐色或棕褐色斑片，弥漫性或网状，境界不清，可有网状毛细血管扩张及细碎鳞屑。好发于面部、颈部、胸背上部。以中年女性为多。组织病理示表皮基底层液化变性，真皮浅层见较多噬黑素细胞。

3.Addison病

色素沉着于全身，以暴露部位及皮肤皱褶处明显，面部色素常不均匀，无炎症表现。

4.Civatte皮肤异色病

色素沉着对称分布于面、颈部，红褐色至青铜色网状损害，其间有淡白色萎缩斑，有显著的毛细血管扩张。

（六）治疗

首先应寻找病因，并作相应处理；避免日光照射或外用刺激性化妆品，在春夏季节外出时应在面部外用遮光剂如5%二氧化钛霜。

1.外用药物治疗

可用脱色剂（如2%～5%氢醌霜、10%～20%壬二酸霜、4%曲酸等）、超氧化物歧化酶（SOD）霜、0.025%～0.1%维A酸霜、左旋维生素C等，用果酸进行化学剥脱并加用脱色剂可取得良好效果；面膜倒模能改善面部皮肤的血液循环，促进药物吸收，加速色斑消退。

2.内用药物治疗

可口服维生素C、维生素E，也可试用大剂量维生素C静脉注射。

（七）预后

真皮色素较之表皮色素不容易消退，缺乏有效的治疗可消除真皮色素。真皮色素的源头是表皮，如果表皮的黑素生成长期受抑制，那么真皮色素会失去补充而缓慢消退。黄褐斑常对治疗抵抗或复发，而且和不严格的防晒肯定相关。对患者的教育包括：严格防止日晒，告知患者疗程长，但坚持可见逐步改善。

三、雀斑样痣

雀斑样痣又称黑子，表现为棕黑色的斑点。可为先天性，亦可为获得性，但多于幼年起病，且数目可逐渐增多。损害长期存在，亦可在数年之后自行消退。在黑素细胞刺激激素增加的情况下，雀斑样痣的颜色可明显加深，数目可显著增多。

单纯性雀斑样痣在白种人中其发病率较高，亚洲人发病率较低。于接受日晒后开始发病，但也可到7岁才发病。

（一）病因

认为本病是一种与遗传因素有关的神经嵴发育病。

（二）临床表现

1.单纯性雀斑样痣

较常见，损害为淡褐色至黑褐色的斑疹，圆形、卵圆形或不规则形，直径多小于5mm，但可相互融合，表面平滑或略隆起，损害内色素的分布非常均匀。损害单发或多发，数目有时很多，呈簇集或散在分布，无自觉症状。身体的任何部位均可发生，包括掌跖、甲床和黏膜，但分布与日晒无关。日晒后颜色不加深，冬季亦不消失。

2.多发的雀斑样痣

可群集并局限于身体的某一部位，往往呈单侧节段性分布，状如曲线或旋涡，损害为直径2～10mm的褐色斑疹，出生时或童年早期即已存在，患者的身体大多健康。此种情况有人称之为簇集性雀斑样痣或节段性雀斑样痣病。

3.发疹性雀斑样痣病

于数月至数年内广泛发生数以百计的雀斑样痣。患者多为青少年，并无心脏或内部异常可见。

患者的身体大多健康，但有一部分人合并其他发育异常，如黏液瘤综合征、多发性雀斑样痣综合征、面中部雀斑样痣病、Peutz-Jegher综合征等。

（三）病理学检查

雀斑样痣的组织病理表现为表皮突略伸长，轻度棘层肥厚，在伸长的表皮突的基层内黑素细胞增生，但不形成细胞巢。

（四）诊断与鉴别诊断

1.诊断

临床上确诊常需病理检查。由于本病可见于某些遗传性综合征，如多发性雀斑样痣综合征、面中部雀斑样痣病、口周雀斑样痣病、LAMB综合征等。因此不能忽视对身体其他部位的检查，以免漏诊或误诊。

2.鉴别诊断

应与以下疾病进行鉴别诊断：

（1）恶性雀斑样痣

在年龄较大的人中，要注意与恶性雀斑样痣鉴别。后者逐渐向周围扩展，颜色不均匀地加深。病理可见黑素细胞不典型增生和退化现象。而单纯性雀斑样痣通常无上述病理改变。

（2）雀斑

颜色较浅，发生于日晒部，黏膜无损害，夏季加重，表皮黑素细胞的数目不增多；而雀斑样痣的颜色往往较深，分布常更稀散，身体的任何部位均可被侵犯，包括黏膜在内，不因日晒而加深颜色或增加数目，在延长的表皮突的基层内黑素细胞增多。

（3）斑痣

簇集性雀斑样痣与斑痣的区别在于前者的色素性斑疹系坐落于外观正常的皮肤上，而后者系于褐色斑的上面有颜色更深的斑点或丘疹存在。

（4）交界痣

组织病理可见痣细胞。

（五）治疗

一般不需治疗。需要时可行激光、冷冻、切除或试用脱色剂如氢醌霜等。

第三节　代谢障碍性皮肤病

一、皮肤卟啉病

皮肤卟啉病是血红素生物合成过程中因遗传缺陷或后天原因致其中间产物卟啉和（或）卟啉前体的产生和排泄增多，并在体内积累而产生的一组以光敏性皮肤损害表现为主的疾病。临床类型包括先天性红细胞生成性卟啉病、红细胞生成性原卟啉病、红细胞生成性粪卟啉病、急性间隙性卟啉病、混合性卟啉病、迟发性皮肤卟啉病、遗传性粪卟啉病、肝性红细胞生成卟啉病等。其中以红细胞生成性原卟啉病和退发性皮肤卟啉病较多见。

（一）病因学

卟啉系血红素合成过程中的中间产物红素合成过程中某些酶的遗传缺陷常是各型卟啉病的主要原因。

（二）临床表现和诊断要点

1.红细胞生成性原卟啉病（EPP）

是最为多见的皮肤卟啉病。发病多在童年。成人发病者罕见。本病为常染色体显性遗传，常有家族史。

表现为急性光敏性反应。皮肤于日晒5～30min后，在面部、手背等暴露部位有刺痒或灼痛感，继之出现片状红斑和高度水肿，严重者可出现水疱、血疱和紫癜，继而出现糜烂、黑色厚痂或奇特的线状结痂。

多次反复发作后皮肤增厚，血部似蜡样，呈橘皮样鼻，唇部苍白增厚，唇红黏膜纹理深粗，与口周皮纹相连成特征性的放射状裂纹和瘢痕。手背皮肤增厚常开始于掌指关节和近端指间关节处，呈指节垫样。项部多呈菱形皮肤。

2.迟发性皮肤卟啉病（PCT）

为常见的皮肤卟啉病，多见于20～60岁的患者。本病分为两型。Ⅰ型为散发性（或称症状性、获得性），与饮酒或肝脏病变有关，67%为HLA—A3阳性；Ⅱ型为家族性，为常染色体显性遗传，遗传具有性别差异，女性患者能将疾病遗传给子女，男性则较少遗传至女儿。

本病起病缓慢隐匿，患者常无明确的日光过敏史。皮损主要分布于面和手部常表现为红斑，伴有瘙痒。慢性损害表现为皮肤脆性增加、水疱、大疱、多毛和色素沉着等表现。

患者常有嗜酒、长期服用雌激素类药物史。15%～20%患者并发糖尿病，15%伴发肝癌。

尿中可检出有过量的尿卟啉和粪卟啉，部分患者尿色变深。尿、粪中7—羧基卟啉和粪中异构卟啉排泄增多是本病的特征性改变。

（三）鉴别诊断

多形日光疹：在日光照射后暴露部位出现多形性皮疹，如红斑、水疱、丘疹及苔藓化，光敏感试验阳性。

（四）治疗

①尽可能避免日晒及光照，外用二氧化钛或氧化锌。

②红细胞生成性原卟啉病：口服β—胡萝卜素，每日3mg/kg连续服用4～6周，待出现掌跖黄染后减量维持2～3个月。晨起1次口服维生素Bs100mg以后每小时1次，连服10次。

③迟发性皮肤卟啉病：口服氯喹或羟氯喹。可使用重组红细胞生成素、烟酰胺、

维生素 B_6、维生素 E 等配合治疗。

二、黄瘤病

黄瘤病是含脂质的组织细胞和吞噬细胞局限性聚集于真皮或肌腱等处形成的黄色、橘黄色或棕红色的丘疹、结节或斑块。患者常伴有全身性脂质代谢紊乱和其他系统的异常而出现一系列临床症状。

（一）临床表现

1.扁平黄瘤

扁平稍隆起界线清楚的斑块，呈黄褐色或橘黄色，无明显自觉症状。多见于颈、肩、躯干、腋、股内侧及肘和腘窝等处。常伴有脂蛋白血症。

2.睑黄瘤

病中最常见，多见于中年以上妇女。皮损发于上下眼睑及内眦部，对称分布。为扁平、柔软表面橘黄色小斑块，可达 $10\sim20mm$。可有或无高胆固醇血症，有些患者可并发扁平黄瘤、皮肤网织组织细胞瘤、糖尿病。

3.结节性黄色瘤

发病于任何年龄，皮疹米粒大、黄豆大或杏核大球形或半球形结节，呈黄色或橘黄色，结节较硬，微有弹性，可单个、孤立或数个聚集。此型黄色瘤常伴发于多型高脂蛋白血症，最常见于家族性脂蛋白血症Ⅲ型。好发关节伸侧处，如肘、膝、指关节。可伴有血浆中等密度及极低密度脂蛋白（VLDL）以及乳糜微粒增高，也可伴有血管粥样硬化及冠状动脉和（或）周围血管循环障碍，高脂蛋白血症Ⅱ或Ⅲ型，也可伴有其他黄瘤病。

4.腱黄瘤

为直径约 1cm 的丘疹或坚实结节，好发于肌腱上，与皮肤不粘连。皮损发生在肌腱、韧带及骨膜。常累及手背、手指、肘、膝、足跟等部，尤以指腱及跟腱多见。可同时具有结节性黄瘤及睑黄瘤。病损发展很慢。见于Ⅲ及Ⅳ高脂血症者。本病需与痛风、腱鞘囊肿、腱鞘巨细胞瘤及类脂质皮肤关节炎等鉴别。

5.发疹性黄瘤

成批出现红色、黄色针头至黄豆大小的半圆形丘疹，急性期炎症明显，周围绕以红晕，有瘙痒。皮损好发于四肢伸侧，特别是肘、膝以及臀部等受压部位。口腔可见孤立的可聚集成斑块状。患者常常合并血浆高浓度二酰甘油，可见于Ⅰ、Ⅴ型高脂蛋白血症患者。应与播散性黄瘤、发疹性汗管瘤、播散性环状肉芽肿、粟粒性肉样瘤、平滑肌瘤以及类银屑病鉴别。

6.播散性黄瘤

较罕见。大多起病于25岁前。患者可伴有血脂异常，组织中无胆固醇沉积。黄红色或褐色丘疹，可融合成较大损害。好发于腋窝、颈、肘膝、腹股沟等部。亦可累及黏膜、中枢神经系统。角膜、巩膜，偶可累及口腔、舌咽、喉及上部支气管、肺部，垂体受累后可导致尿崩症。心脏及肾脏偶可受损。

（二）组织病理

各型黄色瘤组织病理特征主要为真皮内可见多数胞质中充满脂质微粒的单核或多核泡沫细胞，也可见有各型Touton巨细胞。成熟损害主要为泡沫细胞，晚期损害呈纤维组织增生。

（三）诊断

根据皮损的特点，特别是损害的颜色和分布，诊断不难。血脂检查、脂蛋白电泳和免疫球蛋白测定等可以做出较正确判断，组织病理有助诊断价值。

（四）治疗

①伴高血脂蛋白血症者，控制饮食，给低脂、低糖类饮食，降低总卡量。给降脂药，治疗有关疾病。

②对局限性、数目少而小的皮损可用电分解、电凝、激光，或液氮冷冻治疗，较大者可外科切除。患者的血脂异常，则术后易复发。

三、高脂蛋白血症

高脂蛋白血症是指血浆中胆固醇和（或）三酰甘油水平升高。实际上是血浆中某一类或某几类脂蛋白水平升高的表现。高脂蛋白如症是一类较常见的疾病，除少数是由于全身性疾病所致外（继发性高脂蛋白血症），绝大多数是因遗传基因缺陷引起（原发性高脂蛋白血症）。

（一）病因与发病机制

高脂蛋白血症的病因包括原发性和继发性两大类。原发性是由于脂质和脂蛋白代谢先天性缺陷（或遗传性缺陷）及某些环境因素（包括饮食、营养等）通过未知的机制而引起的；继发性者主要继发于某些疾病，如糖尿病、肝脏疾病、肾脏疾病、甲状腺疾病等，也受环境因素的影响。

（二）分型

世界卫生组织对高脂蛋白血症的分型：分为5型。

①Ⅰ型，高乳糜微粒血症。

②Ⅱ型，高β脂蛋白血症。

③Ⅲ型，宽β型高脂蛋白血症。

④Ⅳ型，高前β脂蛋白血症。

⑤Ⅴ型，高前β脂蛋白及乳糜微粒血症。

（三）临床表现

高脂蛋白血症的临床表现主要包括两大方面：一方面是脂质在真皮内沉积所引起的黄色瘤；另一方面脂质在血管内皮沉积所引起的动脉粥样硬化，产生冠心病和外周血管病等。

（四）辅助检查

测定血浆（清）总胆固醇、三酰甘油和低密度脂蛋白胆固醇浓度升高，高密度脂蛋白胆固醇（HCL）低下。

（五）治疗

高脂蛋白血症的治疗，包括饮食治疗、药物治疗等。首先处理引起继发性高脂蛋白血症的因素及疾病。

四、类脂蛋白沉积病

类脂蛋白沉积病是一种罕见的常染色体隐性遗传失调疾病，是以黄白色的渗透性的浸润物沉积在口唇的内表面、舌的下表面、咽喉和腭垂。上呼吸道的其他部分也会受累。在早期，发生成群的大疱和脓疱，愈合后遗留痤疮样瘢痕。喉部的变化导致明显的嘶哑，常发生在出生后数周内，哭不出声、发音嘶哑是本病提示性的特征。

（一）临床表现和诊断要点

患者的舌头像木头一样，活动困难，不能伸出。会厌部发生明显的变化，由于灰黄色物质的浸润，声带增厚，很早就发音嘶哑。某些患者在大阴唇、尿道口、阴囊、臀沟和腋窝可出现同样的淡黄色或奶油色的沉积物。出现严重的口腔干燥和唾液分泌缺乏。斑秃常见。

手背部、手指、肘部和膝部可见角化过度的疣状或结节性皮损。2/3患者的眼睑边缘有小的、淡黄色、透明的珍珠样丘疹。半数的患者眼底可见Bruch膜的脉络膜小疣。头颅X线片示蝶鞍的背面和侧面有镰刀状的钙化有诊断意义。

（二）组织病理

特征性的组织学特征包括血管的极度扩张、血管壁的增厚，汗腺进行性的透明样变，真皮和皮下组织的浸润伴细胞外透明样物沉积，透明样沉积物也出现在血管壁。正常的皮肤和黏膜也可见乳突下血管的内皮增生，较深层血管的管壁出现均质性增厚。血管周围的IV型和层粘连蛋白增加。

（三）治疗

外用激素药物、手术切除选择有沉积的部位，少数报道系统维A酸类化合物治疗有，定程度的好转。

五、β—甘露糖苷酶缺乏症

β—甘露糖苷前缺乏症是一种罕见的常染色体隐性遗传的糖蛋白代谢疾病。除了 Fabry 样血管角化瘤外，也常发生智力迟钝、听力丧失、攻击性行为、周围神经病变、反复发作的感染、癫痫、粗糙面容和骨骼异常。

六、类脂质渐进性坏死

类脂质渐进性坏死病因和发病机制并不完全清楚，其中一种与糖尿病有关，另一种发病与糖尿病无关。是以界限清楚的、坚硬、凹陷的、蜡样、黄棕色的皮损出现在糖尿病的患者皮肤上为特征。女性患者为男性的 3 倍。

（一）临床表现和诊断要点

女性多见，常伴发糖尿病，病程慢性。皮损好发生于小腿伸侧，也见于股、踝、小腿屈侧、足及跟部。偶或发生于上肢、躯干和头皮。皮肤损害早期为境界清楚、隆起的红色丘疹，以后缓慢扩大或融合，成卵圆形或不规则形坚硬斑块，边界清楚，边缘常呈棕红或紫色，中央萎缩，呈淡黄色，表而光滑，常见毛细血管扩张。约 1/3 损害可出现皮损破溃，形成溃疡。

（二）组织病理

真皮特别是中、下部及皮下组织内栅状肉芽肿，坏死灶内可见脂质沉积。

（三）治疗

发现和控制糖尿病。局部外用皮质激素制剂。手术切除和皮肤移植对溃疡面较大病例有帮助，但有的则在移植部位或其边缘复发。已报道己酮可可碱、氯喹、烟酰胺、噻氯匹定、局部的 PUVA 或他克莫司外用、环抱素、全反维 A 酸对个别病例有效。

七、糖尿病相关性皮病

糖尿病是一种因胰岛素绝对或相对不足引起机体糖、脂肪、蛋白质代谢障碍的系统性疾病。皮肤参与并依赖机体的全部代谢过程，胰岛素影响皮肤组织中的所有成分，糖尿病患者可以产生一系列皮肤病理变化，产生相应的病理改变。

（一）临床表现和诊断要点

糖尿病：符合糖尿病的临床与实验室诊断条件。

皮肤表现：主要有以下几种。

1.皮肤感染

是糖尿病患者最常见的皮肤表现，包括由真菌、细菌、病毒等病原体的感染，其发病率较正常人显著增高。细菌感染中以葡萄球菌感染最为常见，可引起疖、痈、麦粒肿（睑腺炎）、球菌性脓皮病等。浅部真菌感染表现为足癣、甲癣、手癣、外阴念珠菌病、体癣与花斑癣等。

2.皮肤瘙痒症

可以是全身泛发性瘙痒，也可以是局限性瘙痒，后者尤其会发生在外阴部位。

3.糖尿病性皮病

下肢胫前、大腿前或其他部位皮肤圆形萎缩性斑片，颜色暗褐，持续1~2年逐渐减退，有浅表鳞屑产生，最后形成较小的色素沉着斑或萎缩性瘢痕，但可以有新发皮损不断出现在周围。

（二）治疗

1.对原发病的治疗

正确治疗糖尿病。

2.对症治疗外用止痒药物，破溃的皮肤预防和治疗感染等。

八、黏蛋白病

黏蛋白病系指以真皮内黏蛋白的过多沉积为特征的一组疾病。临床上可表现为肿胀、丘疹和斑块为主的皮肤损害，组织学上可见过多的黏蛋白沉积。

（一）黏液水肿性苔藓

皮肤中成纤维细胞增殖和真皮内酸性黏多糖过度沉积、表现浸润性皮肤损害为特征的皮肤黏蛋白沉积症。

（二）硬肿病

突然发生弥漫性对称性皮肤发硬为特征的少见病。多发生于感染性疾病后。

（三）网状红斑性黏蛋白病

好发于21~40岁的女性。皮疹通常在强烈日晒后出现。最常见于胸、背部的中线部，皮疹为直径数厘米的红斑性斑块或网状斑片。

（四）毛囊黏蛋白病

由肤色的毛囊性丘疹所组成。可仅有一个损害，或可表现为多发性损害，斑块坚实，粗糙不平。主要分布在面、颈和头皮，但也可发生在身体的任何部位。瘙痒可有可无。头皮的皮损部位常出现脱发。有些丘疹的中心可见粉刺样黑点，为毛发折断或黏蛋白自身所致。

（五）皮肤灶性黏蛋白病

孤立性结节或丘疹为特征，多见于成年人。损害无症状，多发生在面、颈、躯干或四肢。组织学上，损害以疏松的真皮基质内含有大量黏蛋白和许多树突状成纤维细胞为特征。有时可能被误认为囊肿、基底细胞癌或神经纤维瘤。治疗可用外科切除。

（六）黏液样囊肿

最常发生在手指远端的背面和侧面，但也可发生在足趾。表现为孤立的乳白色或肤色的囊肿。损害内含有透明、黏稠的液体，可自行消退。

九、硬肿病

硬肿病为一种突然发生以皮下组织出现僵硬为特点的疾病。共分为两型，一型为不伴有糖尿病者，另一型为伴有糖尿病者，多发生于急性感染后，特别是链球菌感染。

（一）病因

本病病因未明。根据大多数患者发生于感染性疾病之后，其中半数以上属于链球菌性质，目前对本病是否为变态反应的一种表现，或是一种自身免疫的过程，或是基质内由于微生物毒素所致的一种中毒性紊乱尚多争论。

（二）临床表现

本病较多见于成年妇女，也见于儿童，偶有家族史。起病前经常有感染史。发生于感染后者半数患者病程具有自限性，皮肤损害常初发于颈后及肩部，随即累及面部、胸、背和上臂等处，但常不侵犯手、足部位。表现为实质性非凹陷性肿胀、发硬，带棕黄色，表面光滑，具蜡样光泽，可影响面容、吞咽以及颈和肩、背部活动。大多在数月至几年内完全消退，皮肤恢复正常，而其他类型者病程迁延。

（三）组织病理

真皮明显增厚，胶原束肿胀、粗大，束间有黏液样物质沉积。

（四）诊断

根据皮损常先发于颈后或肩部，迅速向面部、胸、背、上臂等处发展，呈进行性对称性弥漫性皮肤变硬，而无萎缩、发炎、色素改变及毛发脱落等现象，局部感觉如常，可以确定诊断。

（五）鉴别诊断

系统性硬皮病：起病缓慢，多有肢端动脉痉挛症，硬化区常伴萎缩、色素改变及毛细血管扩张，可累及食管和心、肺、肾等内脏。

（六）治疗

去除或治疗感染病灶。对症处理。理疗如音频电疗等有一定效果。环磷酰胺口服和电子束疗法有一定疗效。

十、皮肤淀粉样变病

淀粉样变性由淀粉样蛋白物质沉着于组织中所引起，临床上主要有两种类型：皮肤淀粉样变性和系统性淀粉样变性。淀粉样蛋白物质沉着于正常皮肤内，称为原发性皮肤样变性，淀粉样蛋白物质沉着于病变皮肤内，称为继发性皮肤淀粉样变性；原发性系统性淀粉样变性主要累及间叶组织，常有皮肤损害，继发性系统性淀粉样变性主要累及全身实质性器官，特别是肝、脾、肾等，无皮肤损害，常继发于慢性感染性疾病。主要介绍原发性皮肤样变性。

淀粉样蛋白沉积于皮肤，而无其他器官受累的表现。

（一）临床表现和诊断要点

1.淀粉样变

苔藓临床最常见，好发于双小腿胫前，其他部位腰、前臂外侧、背部等也可发生，常对称分布。皮损为淡褐色或肤色圆形扁平丘疹，小米至黄豆大小，角化过度，表面粗糙，有少许鳞屑，顶部有黑色角栓，剥脱后留有脐型凹陷，皮损互不融合，排列成半球状，伴剧烈瘙痒。

2.斑状淀粉样变

主要好发在背部肩胛间区，也可累及躯干及四肢。常见于中年以上妇女。皮疹为褐色或紫褐色色素沉着，由点状色素斑聚合而成，呈"盐和胡椒样"或波纹外观，皮损的瘙痒并不明显。

3.皮肤异色病样型

皮肤损害常初发于四肢和腰背部，迅即泛发全身。皮损表现为网状色素异常，伴轻度瘙痒。

（二）实验室检查

用1%刚果红溶液于皮损处行局部皮内注射，48h后观察，若局部呈红色则判断为阳性。

（三）组织病理

依临床类型不同，淀粉样蛋白可沉积于真皮乳头、血管或毛囊周围等处，用结晶紫、甲基紫、刚果红染色可显示淀粉样蛋白；表皮变化系继发性，可有棘层、颗粒层增厚，淀粉样蛋白沉积上方，基底层液化变性和色素失禁，真皮有少量的淋巴细胞、组织细胞浸润。

（四）诊断与鉴别诊断

依据典型临床表现、组织病理改变和特殊染色即可确诊。需要进行鉴别的疾病包括神经性皮炎、结节性痒疹、肥厚性扁平苔藓、类脂质蛋白沉积症和炎症后色素沉着等。

（五）治疗

部分患者口服阿维A酯有良好效果；瘙痒剧烈者可口服抗组胺药，亦可静脉滴注低分子右旋糖酐、复方丹参注射液或进行静脉封闭。可用糖皮质激素（如曲安西龙）皮损内注射或外用，为加强疗效可施行封包或制剂中加入促进透皮吸收的成分（如氮酮、二甲基亚砜、丙二醇等）；还可外用各种剥脱止痒剂。一些学者报道皮肤磨削术对苔藓样型取得良好的治疗效果。

原发性系统性淀粉样变累及间质组织、舌、心脏、胃肠道和皮肤。大约40%的原发性系统性淀粉样变病患者有皮肤表现。本病两性均可受累。常在40岁以后发病。尚无满意疗法，主要依赖于系统性化疗（通常为氮芥）。

十一、痛风

痛风是嘌呤代谢障碍性疾病。血清尿酸水平升高，尿酸盐以结晶形式沉积于组织。分原发性与继发性，原发性为常染色体显性遗传，25%有家族史。继发性因各种肾病性肾功能减退致尿酸排泄减少，而形成高尿酸血症。

（一）病因

分为原发性和继发性，原发性者25%具有家族史，为常染色体显性遗传，尿酸在血内的增高可能是由于尿酸合成增加，有的和某些酶（次黄嘌呤鸟嘌呤转磷酸核糖基酶）的缺陷有关；也可能是由于肾排出尿酸减少。大多数痛风者两者兼有。

继发性因各种肾病性肾功能减退致尿酸排泄减少，而形成高尿酸血症。真性红细胞增多症、慢性白血病及铅中毒等可继发血尿酸增高，尿酸盐结晶在组织中的沉积可以引起炎症反应，后者又可使更多结晶沉积，如此恶性循环终于形成明显的痛风石产生临床症状。

（二）临床表现

本病95%以上是男性，中年发病。女性多在绝经期后发病，症状轻。无症状期时间较长，此时仅仅表现为血尿酸增高。

25%～50%的痛风患者皮下组织因尿酸盐沉积而出现结节称痛风石，其发生与高尿酸血症水平及肾病变严重程度相关；多发生于外耳、指、趾、院前、肘后等处，大小不等，呈橙红、黄或乳白色，无自觉症状或有剧痛，可破溃流出白垩样物质，不易愈合。部分患者可有痛风性关节炎、肾结石（痛风性肾病）。

（三）辅助检查

①实验室检查：高尿酸血症，白细胞升高，血沉加快。关节穿刺见针状尿酸盐结晶。

②X线检查：10%因钙盐较多可显结石影，晚期近关节端骨质内有透亮区。

③组织病理示皮下有大小不等境界清楚的尿酸盐结晶，显褐色，旋光显微镜检查具有双折光性。

（四）诊断

根据患者的关节、耳轮、肾等处出现痛风石，血尿酸增高可以确诊。

（五）鉴别诊断

1.丹毒

常常有发热、白细胞升高、感染病灶等特点。

2.多中心网状细胞增生症

都具有耳和手指部位结节，伴关节痛，但组织病理具有特征性变化。

3.其他

钙质沉着病有时类似痛风表现，但自觉症状较轻，血尿酸不高，X线示有钙化。尚应与Reiter综合征、关节型银屑病、耳轮慢性结节性软骨皮炎和类风湿结节等鉴别。

（六）治疗

避免诱因，少食含嘌呤高的食物，防止关节损伤、感染等诱因。口服丙磺舒，同时大量饮水，增加尿酸排出。对关节炎可口服非常体类抗炎药，急性发作时秋水仙碱静脉注射或口服，慢性期有肾功能不良和肾结石者忌用排尿酸药，个别痛风石可手术切除。

十二、皮肤钙沉着病

皮肤钙沉着病指不溶性钙盐沉积于皮肤组织，分为代谢性和转移性。

（一）临床表现和诊断要点

1.代谢性或营养不良性皮肤钙沉着

有30%～40%患者有硬皮病或皮肌炎。病灶好发于上肢，特别是手指和肌腱部位。皮损为坚硬结节和斑块，当皮肤和斑块粘连时表皮发红，最后破溃流出乳状物质。

组织病理示有非晶形深蓝色的钙质。血清钙、磷水平正常。

2.转移性皮肤钙沉着

患者的血钙、磷水平升高。皮损为小而坚实的皮色小结节，数目多而对称，多见于腘窝或髂嵴处。常发生钙化的组织有肾、肺、心血管和胃等。常见于甲状旁腺瘤、维生素D过多、慢性肾病等患者，此类患者均有血钙增高特点。

（二）鉴别诊断

痛风：主要发生于关节及软骨组织，尤其好发于耳郭，常伴有关节炎，组织病理示尿酸结晶。

（三）治疗

①治疗原有疾病，如硬皮病、皮肌炎。

②避免用维生素D。

③个别局限性损害可以手术切除。

第五章　其他皮肤病的诊断与治疗

第一节　物理性皮肤病

物理性皮肤病是由物理性因素如温度、湿度、光线、放射线、机械性压力和摩擦等超过一定限度或机体本身敏感性增加引起的一类皮肤病。

一、温热引起的皮肤病

（一）痱子

痱子也称汗疹，是在高温潮湿环境下引起的丘疹、水疱性皮肤病。

1.流行病学

高温、高湿季，多发，青壮年多发。

2.病因学

高温季节，汗液分泌增加，当环境湿度大时，汗液不易蒸发，致使表皮汗管口角质浸渍肿胀，引起汗孔堵塞，滞留的汗液在汗管内压升高时发生扩张及破裂，继而外溢，刺激周围组织发生丘疹、水疱等炎症。同时皮肤表面的细菌数量增多，产生毒素而加重炎症反应。

3.临床表现

依据汗管损伤和汗液溢出部位的不同可分为4种类型。

（1）白痱

又称晶形粟粒疹。汗液在角质层或角质层下汗管溢出而引起。为针尖大小透明水疱，壁薄易破，疱液清，无红晕，常成批出现，多于1～2d内吸收，有轻度脱屑，好发于颈、躯干部，自觉症状轻，常见于高热，体质虚弱，长期卧床、大量出汗的患者。

2.红痱

又称红色粟粒疹。汗液在表皮螺旋形的汗管处溢出。为针帽大小的丘疹或丘疱疹，有轻度红晕，常成批对称出现，伴有轻度烧灼感及刺痒，好发于颈、胸背、腰围、肘窝、腋窝、乳房下及婴幼儿头面及臀部。

3.脓痱

又称脓疱性粟粒疹。多由红痱发展而来，为针头大浅脓疱或脓性丘疱疹。细菌培养常为无菌性或非致病性球菌。好发于皮肤皱襞处，小儿头颈部也常见。

4.深在性痱子

又称深部粟粒。因表皮汗管被反复发作的红痱破坏使汗液阻塞在真皮内，阻塞的汗管在表真皮交界处破裂而发生。为密集的、与汗孔一致的非炎性丘疱疹，出汗时皮疹增大，因全身汗腺导管堵塞可致出汗不畅或无汗。当皮损累及头面部时，可出现中暑症状，如头痛、头晕、发热乃至虚脱症状。本型常见于热带、反复发生红痱的患者。

4.诊断与鉴别诊断

（1）诊断标准

夏季或高温、湿热环境多发；皮损为小丘疹或小丘疱疹，好发于汗液溢出区。

（2）鉴别诊断

主要与急性湿疹鉴别，后者除丘疱疹外还有糜烂渗出，对称性分布，瘙痒明显，反复发作等特点。

5.治疗

外用清凉、收敛、止痒药物，如痱子粉、1%薄荷炉甘石洗剂，必要时口服抗生素。

6.预防

注意环境通风散热，衣着宽大，勤换衣被，勤洗浴，浴后扑痱子粉。

（二）烧伤

由火焰、蒸汽、沸水、沸油、电流、放射线、激光、强酸或强碱等理化物质作用于皮肤所引起的损伤称为烧伤。

1.临床表现

（1）一度烧伤

仅表皮受损，局部皮肤出现轻度红、肿、热、痛、感觉过敏，一般3～5d可愈。

（2）二度烧伤

①浅二度烧伤：表皮及真皮乳头层损伤。又称水疱型烧伤。局部水疱大、壁薄，如无感染，2周左右可痊愈。

②深二度烧伤：损伤已达真皮深层，仅残存少量真皮与附件，易感染。一般3～4周愈合，易形成瘢痕。

（3）三度烧伤

全层皮肤受损，可深达皮下脂肪、肌肉。创血呈苍白、焦炭色，感觉消失，可出现树枝状静脉栓塞。3～5周内痂自然分离，长出肉芽组织，范围大者常需植皮。

成人烧伤面积超过15%，儿童超过10%，就可能发生休克。

2.治疗

二度烧伤小于体表面积15%，无面、手足及会阴部受累；三度烧伤小于体表面积2%者，都称为轻度烧伤。这类烧伤患者可在门诊治疗。烧伤急救原则：脱离致伤源；镇静止痛；创面处理；保持呼吸道通畅；重危患者应现场抢救。

创面处理：烧伤创面处理是治疗成败的关键之一，贯穿着烧伤治疗的全过程。

（1）即刻治疗

冷处理，烧伤后立即进行自我冷疗，冷水或冷水浸过的湿毛巾或直接用冰块局部冷敷或将烧伤部位直接浸在恒冷的自来水（10～20℃为宜）。伤后6h以内效果好。疗程1～3h。适于二度烧伤。冷疗烧伤面积不宜超过20%。

化学烧伤立即用水冲洗，酸烧伤不能直接用碱性溶液冲洗，反之亦然。

（2）创面处理

二度烧伤需在无菌条件下进行清创术，术后创面采用包扎或暴露。

①包扎疗法：创面放置一层油质纱布，外层平铺12层左右的吸水良好的干纱布或棉垫，然后用绷带适当加压包扎。压力要均匀，敷料与创面紧密接触，以免形成死腔妨碍渗出物引流。但二度烧伤创而超过24h或创面已感染，不应用包扎疗法。

②暴露疗法：创面暴露于清洁、温暖、干燥的空气中，促使创面迅速结痂，造成不利于细菌生长的条件。适用于头面、颈、躯干、会阴及臀部烧伤创面，以及污染严重，未经正规清创的创面以及铜绿假单胞菌或真菌感染的创面。需保持一定的室温，冬季32～34℃、夏季28～30℃为适合，相对湿度30%～40%为宜。如干痂皲裂或发生感染，局部应使用抗菌药，如聚烯吡酮碘软膏或夫西地酸软膏等，保持房间无菌。

③半暴露疗法：创面敷盖一层抗菌湿纱布或人工生物薄膜，再暴露于空气中。也可在包扎疗法24～27h后去除外层敷料，再行暴露。适用于：a.不便于包扎部位创面。b.植皮创面或供皮区。c.深二度烧伤，坏死组织已脱落，正在上皮化的创面。

若烧伤面积大，必须重视全身治疗，如抗休克、抗感染及增强机体抵抗力等。

（三） 火激红斑

火激红斑系持久性的红斑和色素异常，是皮肤长期受温热作用（未发生烫伤）引起的局部毛细血管扩张性网状红斑与色素沉着，又称为热激性网状色素沉着。

1.流行病学

患者男女比为1∶10。

2.病因学

主要系持续地直接暴露于各种热源、红外线辐射引起的。如长期火炉烘烤、热炕、热水袋局部热敷，高温作业工种如司炉工、锅炉工、厨工、高炉车间及热轧车间等操作工人。

3.临床表现

①好发部位：面部、四肢等暴露部位。

②皮损特点：初为受热处充血，继之呈毛细血，管扩张性网状红斑，反复发作后红斑明显，呈深红、紫红或紫褐色，伴有异色斑，最后留色素沉着。

③自觉症状：灼痒。

4.病理学检查

角质层增厚、颗粒层明显、棘层萎缩，可见发育不良角质形成细胞。真皮乳头伴炎性扩张，管周血管细胞浸润，可见含铁血黄素沉积，真皮结缔组织显著嗜碱性变。

5.诊断

依据有热源接触史、好发部位、皮损特点，本病较易诊断。

6.治疗

①局部涂搽温和、收敛、止痒洗剂或糖皮质激素乳剂。

②中药清凉膏或寒水石洗剂外涂亦可。

7.预防

①祛除病因，如避免长期直接烘烤，热炕温度适中，局部热敷宜短时间断进行。

②加强职业防护，避免皮肤反复直接暴露于红外线辐射。

③暴露部位涂保护性油膏是有益的。

（四）夏季皮炎

夏季皮炎是因夏季天气炎热引起的一种季节性炎症性皮肤病。

1.流行病学

闷热潮湿地区多见。

2.病因

与气温高密切相关，特别高温、高湿环境下工作更易发病。

3.临床表现

①好发人群、部位：成年人的四肢伸侧。

②皮损特点：初起时皮损大片鲜红色斑，上有密集针头大小丘疹，因瘙痒搔抓后可出现抓痕、血痂、皮肤肥厚及色素沉着，无糜烂及渗液。

③病程：与气候、气温明显有关，气温下降时病情明显好转，可自愈。

4.诊断与鉴别诊断

（1）诊断要素

依据病程、皮损特点和好发部位，即可诊断。

（2）鉴别诊断

应与下列疾病鉴别：①痱子，皮损为小丘疱疹，自觉症状轻。②皮肤瘙痒症，仅有瘙痒，无原发皮损。

5.治疗与预防

注意工作环境通风散热，衣着宽大透气，保持皮肤清洁干燥。以局部治疗为主，可外用1%薄荷炉甘石洗剂、马齿苋水煎外洗，六一散、滑石粉兑入少量冰片外用。

二、寒冷引起的皮肤病

（一）冻疮

冻疮是一种由寒冷引起的皮肤局限性红斑炎症性皮肤病，多发生于肢体的末梢部位。在气温10℃以下的湿冷环境中更易发生，气温转暖后自愈，易复发。

1.流行病学

冬季多见，患者儿童、女性及户外工作者。

2.病因

局部皮肤受到寒冷或气温寒暖急变时，小动脉血管强烈收缩，引起皮肤缺血、缺氧，细胞损伤，细胞内外微环境改变，代谢失常，久之血管麻痹性扩张，血浆渗出，形成水肿及组织坏死。此外，慢性感染或消耗性疾病、自主神经功能紊乱、营养不良、手足多汗、局部血循环障碍，均可诱发或加重冻疮。观察冻疮患者甲襞循环，可见血管襻减少、排列不整齐等现象。

3.临床表现

①好发人群、部位：儿童和妇女，肢端及暴露部位，如手指、手背、足趾、足背、足跟、面颊、耳郭、鼻尖。

②皮损特点：紫红色肿块，界限不清，皮温低，有痒感，受热后肿胀更明显，易出现水疱，疱液为淡黄色血性浆液，疱破后形成糜烂及溃疡，伴有疼痛。愈后可遗留色素沉着及萎缩性瘢痕，皮损常对称分布。

③病程：冬季发生，夏季自愈，常伴有灼热、瘙痒、疼痛等自觉症状，同一部位可反复发作。

有一特殊类型见于过度肥胖的女性股外侧，为对称性浸润性蓝红色斑，偶发溃疡或毛囊性角栓。

4.病理学检查

表皮和毛囊上皮出现角化不良及坏死的角质形成细胞，表皮内单一核细胞浸润，真皮内血，管收缩，周边炎细胞浸润，另有特殊的血管壁呈"蓬松"的水肿改变。

5.诊断与鉴别诊断

（1）诊断依据

好发人群、部位、皮损特点及发病季节、病程即可诊断。

（2）鉴别诊断

应与寒冷性多形红斑及红斑狼疮鉴别，冻疮多为暗紫色肿胀性斑块，可破溃，常局限分布，整个冬季持续存在，多形红斑皮损数量多，分布相对广泛，中央常有水疱，可见虹膜征，发病季节性相对不突出，可自行消退。后者可与冻疮合并存在。

红斑狼疮的瘀点、瘀斑样皮损，年四季存在，伴肿胀、瘙痒、灼痛感，且病理及免疫学检查异常。

6.治疗

口服血管扩张药如烟酸、硝苯地平、烟酸肌醇、盐酸酚苄明。也可将脉络宁注射液20mL加入500mL低分子右旋糖酐中静脉滴注。未破溃者可用维生素E软膏，10%樟脑软膏，10%樟脑醑。有溃疡者可外用5%硼酸软膏，红霉素软膏，同时配合音频电疗，二氧化碳激光照射或氮—氖激光局部照射。

7.预防

局部注意保暖，保持干燥，鞋袜不宜过紧，受累部位不宜立即烘烤或热水浸泡。每于入冬前紫外线照射以往冻疮部位，每10～20d照射1次。

（二）冻伤

冻伤是由于肢体短时间暴露于极低气温（-30℃）或者较长时间暴露于0℃以下的低温引起局部组织冻结而造成的损伤，又称冻结性冷伤，分为全身性和局部性损伤两类。全身性损伤包括冻僵和冻死，局部性损伤包括冻伤、冻疮、战壕足。

1.流行病学

长期户外工作者多见。

2.病因

人体在低温、潮湿、多风的环境下，着装不良、过度疲劳、体弱饥饿、创伤等情况下，机体散热增加，产热减少。低温使机体组织形成缓慢冻结，导致组织的坏死损伤。冻伤机制目前存在2种途径。

（1）细胞损伤

即"冻融损伤"，在低温-3℃～-5℃时即组织达到冻结的温度，细胞外液形成冰晶体，使细胞外液浓缩，电解质浓度升高，使细胞外渗透压升高致细胞脱水，继而细胞电解质及其他细胞成分的浓度升高。冰晶体不断增大，可致细胞间桥断裂，细胞膜破裂。低温的生物化学作用使细胞蛋白变性，细胞广泛皱缩。在复温过程中，细胞内容物外溢，细胞外溶质内渗，造成细胞内大量能量代谢物质的耗竭和丢失，前系统紊乱，中间代谢产物堆积，组织细胞耗氧量大大降低，最终导致组织细胞坏死。

（2）血管损伤

低温刺激后血管收缩，血流停止，造成组织的缺氧和代谢障碍。血管内皮细胞对冷最敏感，低温损伤血管壁，使血管通透性增加，大量血管内液体和蛋白外渗，形成组织水肿，血黏度可增加2～3倍，造成微循环障碍，血流淤滞，引起血细胞和血小板的大量聚集；同时，血管内皮细胞的脱落使胶原纤维暴露，血管壁变粗糙，容易使血小板黏着和聚集。以上作用的结果是血栓形成，组织坏死。

3.临床表现

冻伤好发于手、足、耳、鼻、面颊等身体末梢和暴露部位。战时冻伤多见于足部，特别是足趾更多见。受冻时温度条件、持续时间长短、受冻者个体差异决定冻伤的程度。

Ⅰ度冻伤：为皮肤浅层冻伤。早期皮肤苍白，复温后局部充血和水肿，自觉针刺样痛、痒、灼热、不出现水疱。

Ⅱ度冻伤：损伤达其皮层。皮肤呈红或粉红色，压之变白，后血管迅速充盈，高度肿胀，疼痛过敏，深部感觉存在。12～24h出现大量浆液性水疱是其特征。如无感染，1周左右水肿减轻，水疱干涸吸收，而后结痂、剥脱，2周内自愈。愈后局部可有异常感觉，少数留下瘢痕。

Ⅲ度冻伤：损伤达皮下组织。皮肤呈青紫、紫红色，有明显水疱，疱液多为血性，局部剧痛。受冻皮肤全层变黑坏死，创面愈合缓慢，愈后遗留瘢痕。

Ⅳ度冻伤：皮肤、皮下组织、肌肉，甚至骨骼冻伤。皮肤呈苍白、暗灰，甚至紫黑色。感觉和运动功能丧失。如继发感染则转为湿性坏疽，往往遗留伤残和功能障碍。

4.诊断与鉴别诊断

依据临床病史、体征和症状，本病诊断不难。

5.治疗

（1）轻度冻伤

包括Ⅰ、Ⅱ度冻伤，主要是局部处理。关键是保护冻区。Ⅰ度不需处置。Ⅱ度创伤，用生理盐水或1:2000新洁尔灭溶液冲洗创面，抽吸水疱，涂敷外用药膏，纱布包扎固定。每日换药1次。

（2）重度（Ⅲ、Ⅳ度）冻伤

现场急救，迅速脱离受冻现场，及时进行初步急救治疗。

①保温：立即用衣被、毛毯或毛皮制品保护受冻部位，迅速移送至温暖室内。室温要求20～25℃。

②合理的温水复温：迅速脱掉冻伤者寒冷潮湿的衣帽和鞋袜，立即用40～42℃温水快速融化复温。其手套、鞋袜和手脚冻结在一起，不可强行解脱，将手脚连同鞋袜、手套一并浸入40～42℃温水中，复温至冻区恢复感觉，皮色恢复至深红或紫红色，组织变软为止。复温后继续实施保温。切忌采用雪搓、冷水浸泡或直接火烤等错误的方法复温。

③补充能量：静脉滴注37℃5%葡萄糖注射液。

④补充热量：口服热饮料，以补充热量与营养。

⑤镇痛。

（3）急救后治疗

温浸疗法：冻伤部位融化后。将冻肢浸泡于40℃0.1%氯己定溶液中，每次

20min，每日1～2次，连续浸泡6d。

应用血管活性药物：①低分子右旋糖酐静脉滴注，防止血栓形成。通常分子量7000～10000者效果好，每日500～1000mL，速度要慢，宜每分钟20～40滴，用药10d左右。②血管扩张药，通常应用烟酸静脉注射，每次10～50mg，每日1次。③抗凝药肝素5000U，加入低分子右旋糖苷中静滴，宜每分钟20～30滴，连用1周。④封闭疗法，复温后24～48h，0.05%普鲁卡因肌膜腔封闭。⑤保护血管壁，维生素C大剂量口服，每日LOg，分3次服用。

抗感染：冻伤创面易于细菌生长繁殖，广谱抗生素应用是必要的。

（4）创面处理

①适时清创：穿刺水疱，抽吸疱液，及时减除已与组织分离的坏死剥脱组织。生理盐水或0.1%苯扎溴铵反复清洗创面，后用1%新霉素凡士林纱布覆盖。

②局部外用冻伤膏：冻伤膏有呋喃西林氢化订的松霜或新霉素霜，局部涂药厚度应为1mm左右，指（趾）间必须涂药。并用消毒干棉球隔开，以防粘连。

6.预防

①冬季或在寒区生活要注意保暖，宜着高保暖服装，如羽绒、太空棉及裘皮制品。服装鞋袜人小、松紧要合适。

②保持鞋袜干燥，手、足多汗者可外涂5%甲醛液等。

③避免肢体长时间静止不动，以促进血液循环。

第二节　皮肤附属器疾病

皮肤附属器包括毛（发）囊、指（趾）甲、汗腺、皮脂腺。它们在维持皮肤的正常结构和整个机体的生理功能方面都有极其重要作用。皮肤附属器疾病可以单独存在，也可合并发生。

一、皮脂溢出症

皮脂溢出症是指皮脂腺分泌亢进，导致皮肤尤其是皮脂腺分布比较丰富的部位皮肤油腻，甚至脱屑。

（一）病因及发病机制

本病确切病因及发病机制尚不完全明了，多与雄激素水平、年龄、性别有关，部分患者有遗传倾向。青春期最常见，男性多于女性。饮食习惯、精神状态、某些内分泌、神经系统疾患也可导致皮脂溢出。

（二）临床表现

临床上可分为油性和干性两种：

1.油性皮脂溢出症

好发于青春期，常累及头皮和面部，其次为前胸和肩胛部。患处的皮肤油光，擦拭后很快又有皮脂溢出，表面常覆有油腻的鳞屑，头发油腻成束，同时可伴瘙痒。皮脂和灰尘混合可使毛囊口堵塞，挤压后可挤出白色脂栓。常伴发脂溢性皮炎、痤疮。

2.干性皮脂溢出症

又称头皮单纯糠疹，头皮出现弥漫性灰白色略带油腻的糠秕状鳞屑，无明显炎症，有瘙痒感，日久患部头发稀疏脱落。

（三）治疗

尚无根治的方法，患者的症状一般于40岁后逐渐缓解。有系统性疾患者进行相应治疗。日常生活中建议少食脂肪含量较多的食品和过多的糖类，多吃新鲜蔬菜。可外用2.5%二硫化硒香波、2%酮康唑香波，口服维生素 B_2、维生素 B_6 等。严重者可口服维 A 酸类药物如维胺脂等。必要时可短暂地服用雌性激素如己烯雌酚，或雄性激素拮抗药物如安体舒通等。局部注意清洁，避免搔抓，着重清除皮脂，以免在毛囊口堆积。

二、脂溢性皮炎

脂溢性皮炎是在皮脂溢出部位的一种慢性炎症性皮肤病，常伴有不同程度的瘙痒。

（一）病因及发病机制

尚不十分清楚，与遗传、环境、性激素水平、免疫因素、皮脂溢出、糠秕马拉色菌增殖且继发过敏等有关。此外精神因素、饮食习惯、嗜酒等对本病的发生和发展也有影响。艾滋病患者亦常见本病的发生。

（二）临床表现

本病好发于头面、胸背等皮脂腺丰富的部位。常从头面部开始，可逐渐发展至躯干及四肢的屈侧，皮疹多为片状的红斑，表面覆以鳞屑，常伴瘙痒。皮损部位不同，临床表现有所不同。头皮脂溢性皮炎轻者表现为弥漫性、略带油腻的糠秕状鳞屑，自觉瘙痒，日久头发稀疏脱落。重者头皮潮红，在丘疹红斑的基础上有大量的油腻性鳞屑及痂，与毛发黏连，可有渗出，后期头发可稀疏脱落。部分患者的皮疹逐渐扩展融合成片状，向前额、耳后、耳前等处发展。面部皮损好发于眉弓、眉间、鼻翼旁、颊部，皮损为黄红色毛囊性足疹及红斑，表面有油腻性鳞屑。常伴睑缘炎及外耳道炎。躯干部位皮损常为大小不等的圆形或椭圆形红斑，表面有油腻性鳞屑。在腋部、腹股沟、臀间沟、乳房下、脐部、外阴和肛门等摩擦多汗的部位处可出现界线清楚的红斑，上覆油腻性鳞屑，常伴糜烂渗出呈湿疹样。重者皮损可泛发全身，甚至形成红皮病。

婴儿脂溢性皮炎：常于出生一个月内发病，好发于头皮、额部、耳、眉及双颊等处，为红斑基础上覆以黄褐色油腻性鳞屑及痂，伴瘙痒，部分患儿也可发展至颈部、腋下、躯干等皱褶部位。一般3～4周内自愈，对于持久不愈者，需考虑特应性皮炎婴儿期的可能。

（三）诊断与鉴别诊断

根据好发于皮脂溢出部位，典型皮损为表面附以黏着性鳞屑的红斑，伴瘙痒，一般诊断不难，但需要与以下疾病鉴别。

1.头皮银屑病

也为发生在头皮的红斑鳞屑性损害。皮损境界清楚，为上覆银白色鳞屑的斑丘疹或斑块，毛发呈束状，不伴脱发，若身体其他部位亦有典型银屑病皮损则容易鉴别。

2.红斑型天疱疮

好发于皮脂溢出部位，常表现为红斑基础上的油性痂，痂去除后为糜烂面，也可见松弛薄壁的水疱。组织病理显示颗粒层内或角质层下棘细胞松解形成的疱。免疫荧光检查有棘细胞间网状荧光。

3.湿疹

无皮脂溢出及油腻性鳞屑及痂，皮损呈多形性，常有水疱及渗出，瘙痒剧烈。

（四）治疗

忌饮酒及刺激性食物，多食蔬菜、水果，少食多糖及多脂食物。避免搔抓，保持大便通畅。

1.全身治疗

内服B族维生素，瘙痒严重时可服抗组胺药及镇静剂。渗出明显者湿敷，继发感染者可口服抗生素。抗真菌药伊曲康唑、特比萘芬口服亦可用于外用药物治疗不理想的患者。严重患者亦可口服糖皮质激素及异维A酸。中医中药治宜清热、祛风、润燥，可用龙胆泻肝汤加减。

2.局部治疗

原则为去脂、消炎、杀菌、止痒去头屑，轻症者外用药即可。

①抗真菌药：针对马拉色菌感染，如2%酮康唑洗剂，用于治疗头部脂溢性皮炎，每周2次。2%酮康唑霜、1%特比萘芬乳膏外用于光滑皮肤。

②糖皮质激素制剂：有明显止痒、消炎作用，面部不易长期使用。

③硫磺及其他制剂：有去脂、抑制皮脂分泌、收敛及局部止痒和抑菌作用。可用复方硫磺洗剂、3%～5%硫磺霜等。

④其他：2.5%二硫化硒洗剂，每周2次，2～4周为一个疗程。

三、痤疮

痤疮俗称青春痘，是毛囊皮脂腺单位的一种多因素导致的慢性炎症性皮肤病。好发于青少年，一般青春期后逐渐减轻、自愈。

（一）病因及发病机制

本病的发生主要与以下因素有关：①性激素水平：皮脂腺的发育和分泌功能直接受雄激素的支配；青春期后雄激素特别是睾酮的水平快速升高，导致皮脂分泌增加。②毛囊皮脂腺导管异常角化：毛囊皮脂腺导管角化过度，导致毛囊漏斗下部角质层增厚和角质物堆积，使毛囊皮脂腺导管堵塞、皮脂排出障碍，最终形成角质栓即粉刺。③感染因素：大量皮脂的分泌和排出障碍易继发细菌感染，以痤疮丙酸杆菌为主，其次为卵圆形糠秕孢子菌和白色葡萄球菌。毛囊内的痤疮丙酸杆菌分解皮脂中的二酰甘油，产生游离脂肪酸，刺激毛囊壁及周围组织而产生非特异性炎症反应。痤疮丙酸杆菌还可产生多肽类物质，趋化中性粒细胞，活化补体和使白细胞释放各种酶类，诱发或加重炎症，从而导致丘疹、脓疱、结节和囊肿形成。④其他：遗传、饮食、情绪、药物、化妆品、卫生习惯不良及某些职业等亦与痤疮的发病有关。

（二）临床表现

1.痤疮分型

（1）寻常痤疮

是一种青春期常见病，病程慢性，到青春期后有自愈倾向。皮疹好发于颜面、躯干上部皮脂分泌旺盛的部位，对称分布，颜面中央尤其是鼻部及眼眶周围常不受侵犯。初起为与毛囊一致的黑头粉刺和白头粉刺，是痤疮的基本皮损，由毛囊内的皮脂和脱落的角质物形成。黑头粉刺为开放性粉刺，用手可挤出脂栓；白头粉刺为闭合性，内容物不易被挤出。粉刺堵塞毛囊并使其膨胀、破裂，毛囊内容物排向真皮内造成周围炎症反应，致使炎性丘疹、脓疱、囊：肿、结节等一系列皮肤损害形成。炎性丘疹是以毛囊为中心的红色丘疹，并常在顶端形成小脓头。脓疱破溃炎症消退后，多留点状凹坑状瘢痕。囊肿性损害多为黄豆至指甲大椭圆形或半球形结节，暗红或正常皮色，触之有波动感，炎症反应不重，可自毛囊门排出血性分泌物，单发或多发经久不愈。炎性结节呈紫红或淡红色高出皮面或仅触及硬结，最后多形成瘢痕。临床上以粉刺、炎性丘疹、脓疱最为常见。

（2）聚合性痤疮

病情较重。常见于青年男性。皮疹可包括多种损害，但以丘脓疱疹、脓肿、结节、囊肿为主。许多多头粉刺通过内部窦道相连的大脓肿，内含黏稠液体的囊肿以及群集的炎性结节是其特征。病程慢性，时轻时重，愈合后留下明显瘢痕。

（3）新生儿痤疮

主要发生于出生后3个月之内，男性多于女性，有家族史。皮疹多见于额部、面颊，主要为粉刺、丘疹和脓疱。一般半岁之内可自行消退。

2.痤疮的分级

根据皮损性质将痤疮分为3度4级：

Ⅰ级（轻度）：仅有粉刺。

Ⅱ级（中度）：炎性丘疹。

Ⅲ级（中度）：脓疱。

Ⅳ级（重度）：结节和囊肿。

（三）诊断与鉴别诊断

青春期发病，病程慢性，皮疹好发于脂溢部位，有粉刺、丘疹、脓疱、结节、囊肿等，容易诊断。应与以下疾病鉴别。

1.酒渣鼻

中年后好发，皮损以面中部为主的毛细血管扩张性红斑、丘疹或脓疱。

2.颜面播散性粟粒性狼疮

发生于颜面部位，主要在眼周、口周。皮疹为红色的丘疹、结节，触之较软，玻片压之出现苹果酱色。组织病理可见干酪样坏死性肉芽肿。

3.职业性痤疮

接触机油、焦油、石蜡的工人易出现痤疮样的皮疹，但皮疹的发生与职业有关，位于接触部位，多为手及前臂等。

4.药物性痤疮

服用糖皮质激素、溴、碘等药物可以发生痤疮。但皮疹分布广泛，无年龄特点。

（四）治疗

适当调节饮食，无严格限制。可少食辛辣、甜食及多脂性食物，多吃蔬菜水果。保持皮肤清洁，切勿强行挤捏皮疹，避免使用油性及粉质化妆品。注意调整胃肠功能，保持大便通畅。保持充足的睡眠、良好的情绪、乐观的态度。

1.局部治疗

消炎、杀菌、去脂、抗角化。

①抗生素类：1%～2%红霉素、氯霉素或克林霉素乙醇或丙二醇水溶液、克林霉素凝胶，主要用于治疗炎性丘疹、脓疱。

②维A酸类：抗角化作用可使粉刺溶解和排出，也有抑制皮脂分泌和抗炎的作用。0.025%维A酸（全反式）霜或凝胶和0.1%阿达帕林凝胶，每晚1次，症状改善后每周外用1次。对轻、中度痤疮有较好疗效。不良反应有局部刺激、皮肤发红、脱屑及烧灼感等。

③2.5%～10%过氧苯甲酰洗剂、乳剂或凝胶：为过氧化物，可释放新生态氧和苯甲酸，杀灭痤疮丙酸杆菌，还有抗角化及抑制皮脂腺功能的作用，应从低浓度开始使用。

④2.5%二硫化硒洗剂：可降低皮肤游离脂肪酸含量。用法为洁净皮肤后，用药液略加稀释均匀地涂布于脂溢明显的部位，约20min后再用清水清洗。

⑤5%～10%硫磺洗剂或霜剂：主要功效为去油脂和抗炎。

2.物理治疗

（1）红蓝光及光动力疗法

目前临床上主要使用单纯蓝光（415nm），蓝光与红光（630nm）联合疗法、红光+5—氨基酮戊酸（5-ALA）的光动力疗法。光动力疗法可不同程度地抑制皮脂腺分泌、减少粉刺和炎性皮损数量、促进组织修复。

（2）激光疗法

1450nm激光、强脉冲光（IPL）脉冲染料激光和点阵激光是目前治疗痤疮及痤疮瘢痕的有效方法之一，可与药物联合治疗。

（3）其他

粉刺挑除、结节和（或）囊肿内糖皮质激素注射、囊肿切开引流等。

3.化学剥脱治疗

果酸广泛存在于水果、甘蔗、酸乳酪中，分子量小，渗透性强，无毒安全。应用果酸的化学剥脱作用治疗痤疮，对炎性皮损和非炎性皮损均有效。

4.医学护肤品

痤疮伴敏感性皮肤和油性皮肤，可分别应用舒敏保湿和控油系列医学护肤品。

5.全身治疗

（1）抗生素

口服抗生素是治疗痤疮特别是中、重度痤疮有效的方法之一。可减少痤疮丙酸杆菌的数量和抑制中性粒细胞的趋化，对于治疗炎症丘疹、脓疱效果最佳。米诺环素或多西环素100mg，每日1～2次口服，疗程6～12周。四环素空腹口服0.5g，每日2次；红霉素口服0.5g，每日2次。

（2）维A酸类

该类药物可针对痤疮发病的所有主要环节，其中异维A酸（13—顺维A酸）是目前治疗痤疮最有效的方法。该药适应于其他方法治疗无效的中、重度痤疮、严重的结节囊肿性痤疮及伴有瘢痕形成的炎性痤疮。考虑到其不良反应，尽量不用于轻度痤疮的治疗。常用剂量为0.25～0.5mg/（kg·d），疗程15～20周。本药有皮肤黏膜干燥、血脂升高、致畸等副作用，处于生育年龄的服用后需避孕3个月，孕妇及哺乳期妇女禁用。维胺酯也可以替代异维A酸，但口服吸收略差，起效慢，不良反应相对较轻。

（3）激素疗法

①雌性激素：女性中、重度痤疮患者，如果同时伴有雄激素水平过高可选用含有雌激素和孕激素的避孕药如：达因—35（醋酸环丙孕酮2mg+炔雌醇35ng），月经第一天开始服用，连服21天，每天1粒，下一个月经周期再服。2～3个月后有效，疗程3～4个月。对于迟发型痤疮及在月经期前痤疮显著加重的女性患者也可考虑使用。

②糖皮质激素：糖皮质激素具有抗炎及免疫抑制作用，主要用于炎症较重的暴发性痤疮或聚合性痤疮。因糖皮质激素本身可诱发痤疮，应小剂量，短期使用。如：泼尼松20～30mg/d，持续4～6周，之后2周内逐渐减量，并加用维A酸口服。泼尼松

5mg/d 或地塞米松 0.375～0.75mg/d，每晚服用，可减少雄激素的过度分泌，对于在月经前加重的痤疮患者，可在月经前 10d 开始服用至月经来潮为止。

四、酒渣鼻

又称玫瑰痤疮，为主要发生于中年人而部中央的慢性炎症性疾病，以红斑、丘疹、脓疱及毛细血管扩张为主要表现。

（一）病因及发病机制

本病的病因复杂，尚未完全明了。可能与遗传倾向、胃肠功能紊乱、幽门螺杆菌感染、内分泌功能失调、精神因素、气候影响、嗜酒、辛辣食物、冷热刺激等有关。毛囊虫的感染也可促发本病。

（二）临床表现

本病好发于中年人，女性较多，但男性患者病情常较严重。皮疹较集中分布在面中部的鼻、两颊、下颌及额部，依皮疹和病程主要包括四个亚型：

1.红斑毛细血管扩张型

主要表现为反复的面部潮红，常伴有鼻翼或面颊部的毛细血管扩张。

2.丘疹脓疱型

病情继续发展，在持久性红斑期基础上出现丘疹、脓疱、甚至结节，与寻常痤疮表现相似。

3.肥大型

主要发生于鼻部，多为男性。毛细血管扩张更明显，局部皮脂腺及结缔组织增生，主要特征表现为出现不规则结节和增生。

4.眼型

主要症状表现为眼睛异物感、干燥、视物模糊，常伴有眼缘炎、结膜炎和角膜炎，也可伴有巩膜及其他部位的毛细血管扩张。

（三）诊断与鉴别诊断

好发于中年人面中部的皮疹，具有各型的典型症状，不难诊断。应与以下疾病鉴别。

1.痤疮

也常发生于面部。但年轻人好发，还可累及胸背部。有黑头粉刺等典型皮损，无毛细血管扩张。

2.脂溢性皮炎

好发于面部，分布可更广泛。皮疹以红斑基础上的黏着油腻鳞屑为主。

（四）治疗

忌酒及辛辣刺激性食物，避免烈日暴晒及骤冷和烘烤面部，纠正胃肠功能紊乱，防止便秘，内分泌紊乱如月经不调者应予治疗。

1.局部治疗

常用 5%～10% 硫磺洗剂或霜剂、0.75%～3% 甲硝唑霜或凝胶、5% 过氧化苯甲酰、1% 克林霉素、15% 壬二酸凝胶、0.1% 他克莫司软膏、舒敏保湿类医学护肤品。

毛细血管扩张明显者可选择强脉冲光或脉冲染料激光治疗。亦可电解、CO_2 激光或冷冻治疗。

2.全身治疗

①甲硝唑 0.2g，每日 2 次，或替硝唑 0.5g，每日 2 次，连服 1～2 个月，或四环素 0.25g，每日 2 次，连服 3～6 月。也可用红霉素、米诺环素等。

②维生素 B_2、维生素 B_6 或复合维生素 B 口服。

第三节　粘膜病

一、剥脱性唇炎

（一）概述

剥脱性唇炎是一种原因不明的以唇部持续性脱屑、表浅、炎症性疾病。临床特征为唇部反复脱屑，黏膜浸润肥厚。

（二）诊断思路

1.病史特点

常见于女孩和青年妇女，皮疹常常开始于下唇的中部，而后逐渐扩展到整个下唇或上、下唇，时有结痂、裂口、干燥和疼痛，多数局部有刺痛或烧灼感。经过缓慢，病情持续数月到数年不等。

2.检查要点

唇黏膜脱屑、结痂、裂口、浸润肥厚，上下唇均可累及。

3.辅助检查

病史和全身皮肤检查：

①必要时可作唇黏膜的病理检查以明确诊断。

②斑贴试验以明确可能的致敏因素。

③血免疫检查。

4.鉴别诊断

本病需与接触性唇炎、光线性唇炎、腺性唇炎相鉴别。

（1）接触性唇炎

有明确的接触史，症状轻重与接触物的性质、浓度和频率有关，斑贴试验一般阳性。

（2）光线性唇炎

与日光有直接关系，以下唇为主，夏季和户外工作者多见。

（3）腺性唇炎

可看到肥大的腺体和扩张的腺管开口部，有时可摸到囊肿形成的结节，病理上黏液腺增生肥大，导管扩张，伴炎症性改变。

（4）盘状红斑狼疮

唇部盘状红斑狼疮可表现为鳞屑、结痂与开裂。可见边界清楚，萎缩变化与毛细血管扩张。

（5）黏膜良性淋巴细胞增生症

发生于唇部时，与剥脱性唇炎相似。活检组织可见许多淋巴滤泡，滤泡中心为组织细胞，周围为密集而弥漫的浆细胞浸润。

（三）治疗措施

外用皮质类固乳膏，伴有上皮瘤样增生可考虑外科手术、激光和冷冻治疗，浅层X线有时可试用。

（四）预后评价

外用皮质类同醇乳膏大多能有效缓解症状。

（五）最新进展和展望

局部应用他克莫司、匹美莫司有一定效果。

二、光线性唇炎

（一）概述

光线性唇炎是对光线过敏所致的唇部的一种湿疹性改变，常因光线照射而诱发和加重。同病异名有日光性唇炎、光化性剥脱性唇炎、夏季唇炎。本病多见于农民、渔民及户外工作者，以男性为主，统计显示女性仅占发病率的2.5%。

（二）诊断思路

1.病史特点

根据临床表现和经过分为两型，本病与日光照射密切关系，症状轻重与日光照射时间长短成正比，多见于内服或外用含有光感性物质再经日光照射而发病。

（1）急性光线性唇炎

此型少见，发作前有强烈的日光照射史，呈急性经过，下唇为主。临床表现为唇部急性肿胀、充血、继而糜烂，表面盖以黄棕色血痂，痂下有分泌物聚集。一般全身症状较轻，反复不愈的急性患者可过度成慢性光线性唇炎。

（2）慢性光线性唇炎

又称 Ayres 型，系不知觉中发病，或由急性患者过度而成。一般无全身症状。早期以脱屑为主，厚薄不等，鳞屑易撕去，不留溃疡面，也无分泌物。鳞屑脱落后不久形成新的鳞屑，如此反复，致使唇部组织增厚、变硬、失去正常弹性。口唇表面出现皱褶和皲裂。长期不愈的患者，下唇黏膜失去正常红色，呈半透明象牙色，表面有光泽。进一步发展时表面粗糙，角化过度，并出现数处大小不等、形态不一的浸润性乳白色斑块，组织学上若表皮细胞有异形性改变，应考虑为光线性白斑病，或光线性唇炎的白斑病型，最终发展为疣状结节。

2.检查要点

唇黏膜脱屑，痂皮，皲裂，浸润肥厚，组织增厚、失去正常弹性，以下唇为主，常有日光照射史。部分患者出现数处大小不等、形态不一的浸润性乳白色斑块。

3.辅助检查

①有白斑损害和持久性肥厚损害需作病理检查。

②光斑试验有助诊断。

③组织病理：表皮变化不一，常表现为角化过度、粒层变薄、棘层肥厚或粒细胞肿胀、核染色加深，表皮突延长。真皮乳头扩张，真皮带状炎症细胞浸润，浸润细胞为淋巴细胞、组织细胞、少数浆细胞和多核巨细胞。白斑期除上述病变外，可见细胞异形和假上皮瘤样增生。

4.鉴别诊断

（1）唇部盘状红斑狼疮

局限性病变，境界清楚，边缘浸润，中央萎缩有鳞屑附着，毛细血管扩张。皮疹除见于唇部外，鼻背、颊部、耳廓部也常见到典型皮疹而以区别。

（2）扁平苔藓

以颊黏膜为主，为多角形扁平丘疹为主，可相互融合成网状、花纹状或环状，病理改变可区别。

（三）治疗措施

①避免日晒，使用防晒唇膏。内服羟氯喹、复合维生素 B。

②局限性损害，冷冻和 CO_2 激光治疗。

③白斑病例，使用氟尿嘧啶可以治愈。

④一旦治疗失败，可能需要做下唇唇红缘切除术。

⑤使用5—氨基酮戊酸光动力疗法也有一定效果。

（四）预后评价

综合治疗有较好的效果。

（五）最新进展和展望

①5%的咪喹莫特霜和双氯芬酸钠凝胶外用治疗有效。

②2940nm 的 Er：YAG 激光治疗有效。

三、腺性唇炎

腺性唇炎是以下唇肿胀外翻、黏液腺导管口扩大、囊肿和整个唇部肿大为特征。又名唇部黏液腺炎、脓肿性腺性唇炎。

（一）病史特点

唇部黏液溢出后可形成一层胶质薄膜盖于上下唇，它在夜间变下后使上、下唇粘在一，起。用拇指和示指触摸唇部时，这些肿大的黏液腺有砂粒。下唇好发。常分为两型：

1.单纯型

即 Puente 型。最常见，特征性的病变为唇部有数个到数十个 2～4mm 大小的黄色小结节，中央下凹，管口扩张，从两侧挤压唇部时，有黏液样物质从管口排出。增大的唇部可达正常人到 2～3 倍。

2.化脓性腺性唇炎

系指单唇性腺性唇炎继发化脓性球菌感染而言。为唇部深在感染伴有脓肿和瘘管形成。脓肿反复发作，与瘢痕交互存在，病程缓慢。挤压唇部可排出脓性液体。有报告 40 岁以上的腺性唇炎患者，病情经久不愈者，约有 8%～35% 发生恶变。

（三）检查要点

①唇部 2～4mm 大小的黄色小结节，中央下凹，管口扩张，从两侧挤压唇部时，有黏液样物质从管口排出。

②唇肿胀外翻、黏液腺导管口扩大、囊肿和整个唇部肿。

（四）辅助检查

病理检查有助于明确诊断。主要病理改变是棘层肥厚，表皮不规则增生，伴有海绵状变形成，黏膜下腺体增生、腺管扩张。扩张的腺组织有时形成囊肿。单纯性腺性唇炎几乎无细胞浸润，而化脓性腺性唇炎可见淋巴细胞、浆细胞、组织细胞等慢性炎症性浸润或肉芽肿改变。

（五）鉴别诊断

1.肉芽肿性唇炎

突然起病和唇部进行性肿胀至慢性增大为特征。通常上唇先发病，数月后下唇也出现肿胀。通常只有肿胀，而无溃疡、裂隙或鳞屑。病理改变为炎症反应和结核性肉芽肿。

2.浆细胞性唇炎

唇黏膜出现溃烂面或水肿性斑块，黏膜肥厚浸润，表面结痂脱屑。病理改变为：食皮内水肿，并有慢性炎症细胞浸润，细胞成分几乎全为成熟的浆细胞。

（六）治疗措施

治疗根据原发刺激而定，大多数病理可参照光化性唇炎。对单唇性腺性唇炎可局部试用皮质类固唇软膏与内服碘化钾1～2个月。对脓肿性腺性唇炎应局部或系统应用抗生素。有脓肿和瘘道时，应切开引流。损害内注射曲安西龙对部分病例有效。有报道沙利度胺治疗有效。

（七）预后评价

本病可癌变，癌变率为18%～35%。单唇性腺性唇炎效果较好，脓肿性腺性唇炎效果差。

四、复发性阿弗他口腔炎

（一）概述

此发性阿弗他口腔炎为口腔黏膜疼痛性、复发性、单发或多发性浅表性溃疡，形态为圆形或卵圆形，一般1～4周可自愈。偶可发生生殖器部位的溃疡。

（二）病史特点

①通常在20～30岁时开始发病，每年都要复发几次，且持续几十年。

②口腔黏膜反复发生溃疡为特征，自然演变分为4个阶段。即前兆期、疱疹期、溃疡期、愈合期。

前兆期：损害发生前1～2天，局部有刺痛、紧张、烧灼或感觉过敏。

疱疹期：口腔黏膜2～10mm圆形或卵圆形、边界清楚的红斑或淡黄色丘疱疹。

溃疡期：水疱破裂，形成表面微凹的浅溃疡，溃疡周围红晕明显，边缘整齐，基底柔软，无硬结，表面清洁，覆盖一层疏松的淡黄色纤维膜。常有比较剧烈的烧灼感。4～5天后疼痛骤减，进入愈合期。

愈合期2～3周内愈合，不留瘢痕。

（三）检查要点

反复发作，口腔黏膜黄（假膜色黄）、红（炎性红晕）、凹（溃疡而凹）、痛（灼痛明显）为特征的溃疡。

（四）辅助检查

①全血细胞计数。

②微量元素水平测定。

③真菌镜检与培养。

④必要时病理检查。

（五）鉴别诊断

1.单纯疱疹

单纯疱疹小而浅的疱疹性或溃疡性病变，密集成簇分布，常常只有一片，阿弗它口腔炎为孤立散在分布之绿豆大的溃疡。

2.白塞病

常有其他症状，如眼部病变、皮肤毛囊性丘疹，结节性红斑样损害和针刺反应阳性。

3.天疱疮和瘢痕性类天疱疮

多为口腔黏膜和睑糜烂，胸背常有松弛性水疱。

（六）治疗措施

目前尚无永久治愈的办法。几种局部疗法叫减轻疼痛。

①外用0.5%盐酸达克罗宁和2%丁卡因、含漱1%～2%普鲁卡因可减轻疼痛，倍他氯倍他索软膏有效。

②皮损内注射类固醇和3～4大口服类固醇对无痛或大的损害特别有效。

③可试用氨苯砜50～100mg/d和秋水仙碱1.0mg/d、沙利度胺100mg每晚1次。

④对病情严重且顽固，使用多种治疗方法均无效，可试用硫唑嘌呤50～100mg/d。

（七）预后评价

目前尚无永久治愈办法。

（八）最新进展和展望

①5%Anlexanox口服糊剂（商品名Aphthasol）可缓解疼痛和使病变痊愈。

②5%乳酸漱口及用0.2%米诺环素或用0.25%四环素溶液漱口内可有效缩短病程。

第四节　角化性皮肤病

一、掌跖角化病

掌跖角化病是一组以掌跖部弥漫性或局限型角化过度为特征的遗传性皮肤病。本病属中医学"手足发胝"范畴；是一种掌部皮肤呈弥漫性或局限性角化过度的遗传性皮肤病。以掌跖部角质蛋白过度形成，产生弥漫性或局限性的掌跖皮肤增厚为特征。本病多在婴儿期开始发病，随年龄增长而加剧，少数可自青春期发病，可持续终身。男，女发病率大致相等，常有家族史。

（一）病因病机

1.西医病因

本组疾病分为三大类。

（1）先天性掌跖角化病

有显性遗传、性连锁遗传和隐性遗传的不同。

（2）获得性掌跖角化病

可能与内分泌等因素有关。

（3）症状性掌跖角化病

许多皮肤病也可出现掌跖角化。

2.中医病机

中医学认为，本病是脾胃虚弱，营血不足，津液不布，四肢末端失于滋养而感。

（二）诊断要点

皮损对称性分布于双掌和跖部，轻者皮肤干燥、粗糙、增厚，重者出现黄白色角化性斑块。境界清楚，可伴有破裂和疼痛。

1.先天性掌跖角化病

（1）弥漫性掌跖角化病

常染色体显性遗传，婴儿期发病。掌跖弥漫性角化过度，呈屏胝状。可伴有多汗、甲板增厚、浑浊，皮损持续不退。

（2）点状掌跖角化病

常染色体显性遗传，10～45岁发病，掌跖散在性圆形黄色角化性丘疹，剥除后见有弹坑样凹陷，受压部位皮损较多、较大，也可同时侵犯手、足背和肘关节、膝关节。可伴有甲营养不良。皮损终身不退。

（3）Howel-Evans综合征

常染色体显性遗传，5～15岁时出现弥漫性掌跖角化病样皮损，30～45岁时发生食管癌。

（4）进行性掌跖角化病

常染色体显性遗传，婴儿期发病，掌跖弥漫性角化，并向手足背和四肢发展，可到40岁时才停止，局部伴有红斑、鳞屑。

（5）残毁性掌跖角化病

常染色体显性遗传，婴儿期发病，掌跖弥漫性角化，上有蜂窝形小凹，手足背呈星状角化，肘、膝部呈线状角化，4～5岁时指（趾）发生纤维性缩窄带，形成"假性阿洪病"而自截，以小趾或小指多见，严重者可影响多个趾（指）。可伴有鱼鳞病指节垫、秃发、高音频性聋等。

（6）Meleda病

常染色体隐性遗传，可在出生时即发病，掌跖红斑、鳞屑，弥漫性或岛状角化过度，如手套样向手足发展，局部多汗，也可累及身体其他部位。可伴有体格发育不良，短指（趾），甲改变、假性阿洪病，脑电图异常。

2.获得性掌跖角化病

（1）绝经期角皮病

可能与内分泌变化有关，多见于45岁以上肥胖妇女，在掌跖凸出或受压处出现角化性丘疹和斑片，伴有破裂和疼痛，冬季加重。病程缓慢，可逐渐好转。

（2）进行性指掌角皮症

可能与内分泌功能紊乱有关，好发于年轻女性。皮损好发于指腹及掌前部1/3，表现为皮肤干燥，色淡红，略有光泽，伴有碎玻璃样浅表裂纹及少量角化性鳞屑，重者指间变细，关节屈曲，皮损多为对称性分布。无明显自觉症状，慢性进行性发展。

3.症状性掌跖角化病

在银屑病、鱼鳞病、手足癣、扁平苔藓、毛发红糠疹，汗管角化症，屏胝性湿疹、汗疱疹、Reiter病，梅毒、雅司病、毛囊角化病，对称性进行性红斑角化病、淋巴水肿性角化症，砷剂角化症，癌角化症等病中，掌跖角化可作为一个症状出现。

（三）治疗

1.西医治疗

（1）全身治疗

①维A酸：异维A酸或阿维A酯，每日0.5～1mg/kg，分2～3次口服，需严格掌握其适应证和禁忌证，经常随访，防止不良反应的发生。

②雌激素：绝经期角化病、进行性指掌角化症患者可试用己烯雌酚0.1～0.25mg，每日1次，在月经第6天开始服药，连服21天。

（2）局部治疗

经常浸泡掌跖，使角质层变软发白，再用刀片削去厚的角化斑块，以减轻症状。

①角质松懈剂：0.1%维A酸软膏，10%～20%水杨酸软膏、20%～40%尿素软膏外涂或封包。

②强效激素软膏外涂或封包。

③小剂量X线照射。

④严重者手术切除后植皮。

2.中医治疗

（1）辨证施治

营血不足，掌跖皮肤粗糙、增厚，触之如茧，夏季汗渍发白，冬季破裂疼痛。可伴有舌淡少苔，脉细弱。治宜健脾除湿，养血润肤，方用理中汤或养血润肤饮加减。每日1剂，水煎服。

（2）单方成药

加味苍术膏1匙，每日2次，开水冲服。

（3）局部治疗

泡洗方浸泡掌跖，外用风油膏、玉黄膏。

二、对称性进行性红斑角化病

对称性进行性红斑角化病，又名对称性进行性先天性红皮症或Gottron综合征，是一种罕见的常染色体显性遗传性皮肤病，皮损为对称分布于四肢的红色角化性斑块，呈慢性进行性向近端发展。中医学文献尚未见到与本病相类似的描述。

（一）病因病机

1.西医病因

本病是一种常染色体显性遗传病，但约有50%的病例为散发，也有学者认为是毛发红糠疹的亚型。

2.中医病机

中医学认为，本病为风热蕴阻肌肤，日久瘀血凝结，肌肤失养，或阴血亏虚，血虚风燥，肌肤失荣而发病。

（二）诊断要点

本病从婴儿期发病，皮损对称性分布于肢端、臂部和颊部，为红色角化性斑块，境界清楚，上布鳞屑，边缘可有色素沉着，可波及躯干，可发生掌跖角化，皮损呈进行性向近端发展，至青春期皮损面积扩大，以后趋于稳定或逐渐消退。部分患者有同形反应，热、冷、风或情绪可使病情加重。

（三）辅助检查

组织病理，表皮角化过度，角化不全，棘层显著肥厚。真皮有不同程度的非特异性炎症。

（四）鉴别诊断

1.毛发红糠疹

具有毛囊性角化性丘疹，皮损分布广泛。

2.变异性红斑角化病

境界清楚的红色角化斑片在短时间内形态，大小和位置上发生改变。

（五）治疗

1.西医治疗

①可口服阿维A酯，成年人为每日0.75～1mg/kg，儿童为每日0.5mg/kg，分2～3次服用。

②局部治疗：外用20%～30%尿素软膏、10%～20%水杨酸软膏和0.1%维A酸软膏，皮损局限顽固者可用PUVA或X线照射。

2.中医治疗

（1）辨证施治

①风热瘀阻：发病初期，皮损逐渐扩展，四肢末端红斑、角化，鳞屑。舌红苔薄黄，脉弦滑数。治宜祛风清热，凉血活血，方选皮癣汤加减。每日1剂，水煎服。

②血虚风燥：皮损稳定，不再扩散，四肢等处红斑浸润肥厚、角化过度。舌淡，

脉弦细。治宜养血熄风，润燥生津法，方选养血润肤饮加减。每日1剂，水煎服。

（2）局部治疗

外涂生肌白玉膏或玉黄膏。

（六）注意事项

保持情绪稳定，避免寒冷刺激，局部减少热水、肥皂的洗浴。

三、鱼鳞病

鱼鳞病是最常见的一种先天性角化病。对称地发生于四肢伸侧，皮肤干燥、粗糙，摸之涩手。形似鱼鳞状，夏轻冬重。与中医文献中记载的"蛇身""蛇皮"等相类似。

（一）病因病机

1.西医病因

寻常性鱼鳞病为常染色体显性遗传，病因不明。性联鱼鳞病患者缺乏类固醇硫酸酯醇，90%的患者X染色体短臂二区二带三亚带酶基因缺失，从而使硫酸胆固醇积聚，抑制溶解角质桥粒的蛋白酶，限制了角质细胞的脱落。片层状鱼鳞病为常染色体显性遗传，病因不明。表皮松懈性角化过度症为常染色体显性遗传和K1和K10角蛋白基因突变所致。

2.中医病机

中医学认为，本病为先天禀赋不足，营血亏虚，生风化燥，皮肤失养，或肝肾阴虚，精血不足，皮肤无以润养之故。

（二）诊断要点

1.寻常性鱼鳞病

又名干皮病，常在婴幼儿期发病，四肢伸侧出现淡褐色至深褐色鱼鳞状鳞屑，鳞屑边缘略翘起，以后可影响躯干和肢体屈侧。皮肤干燥，皮损冬重夏轻，一般无自觉症状，可伴有毛周角化、掌跖角化和异位性皮炎等。随着年龄的增加，病情可得到改善。

2.性联鱼鳞病

又名黑鱼鳞病，几乎均影响男性，1岁之前发病，皮损为粗大黑色鳞屑，以面部、颈部，头皮最为明显，也可侵犯躯干，四肢及皱褶部位。温暖、潮湿气候可使皮损明显减轻，但不会随着年龄增加而减轻，可伴发Kallmann综合征、点状软骨发育不良综合征、鱼鳞病样红皮病–侏儒综合征。

3.片层状鱼鳞病

出生时即有弥漫性红斑和5～15mm大灰棕色四边形鳞屑，中央黏着，边缘游离，严重者鳞屑厚如盔甲，部分患者经过连续发生板样表皮脱落而留下正常皮肤。掌跖中度角化过度，可有臭汗症，毛囊口呈火山口样。1/3患者出现睑外翻。

4.表皮松懈性角化过度症

又称大疱性鱼鳞病或大疱性先天性鱼鳞病样红皮病。出生时有泛发性红斑和松弛性大疱，数天内形成疣状鳞屑，主要分布于四肢屈侧和皱襞处，也可波及其他部位。儿童和20%的成年患者可反复出现水疱和大疱，新生儿可因继发感染、水和电解质失衡而死亡。皮损分布既可泛发，也可局限，或呈局限性线状疣状损害（豪猪状鱼鳞病）等表现。掌跖轻至中度角化。随着年龄的增加，症状逐渐改善。

（三）辅助检查

组织病理：基本表现是致密的中等程度角化过度，可见毛囊角栓。寻常性鱼鳞病可见表皮变薄、颗粒层减少或缺乏，性联鱼鳞病见角质层和颗粒层增厚，钉突显著。片层状鱼鳞病见角化过度明显，颗粒层局灶性增厚，棘层增厚。

表皮松懈性角化过度症见有明显的角化过度，颗粒层明显增厚，表皮上部网状间隙，细胞内透明角质颗粒增多。

（四）鉴别诊断

结节病、麻风，重度营养不良、甲状腺功能减退、Hodgkin病、覃样肉芽肿、多发性骨髓瘤、癌症患者可出现鱼鳞病样改变，一些系统性遗传病也可伴有鱼鳞病样皮损。

（五）治疗

1.西医治疗

（1）寻常性鱼鳞病

用羟基酸软膏、12%乳酸铵洗剂、10%尿素软膏外用，5%水杨酸软膏可外用于局限性皮损，40%～60%丙二醇水溶液每晚封包和盐水洗浴也有效。

（2）性联鱼鳞病

外用10%胆固醇霜、12%乳酸铵洗剂。严重者可口服阿维A酯。

（3）片层状鱼鳞病

口服异维A酸或阿维A酯有效，但由于不良反应不能长期使用。外用0.1%维A酸软膏有效，也可采用治疗寻常性鱼鳞病的药物治疗。

（4）表皮松懈性角化过度症

水疱阶段可口服皮质激素，但不能长期应用，湿润的皮肤外用10%甘油和3%乳酸水溶液。化脓性感染可选用适当的抗生素治疗。角化性鳞屑可外用0.1%维A酸软膏、12%乳酸铵洗剂，或盐水洗溶后外用10%食盐羊毛脂软膏。

2.中医治疗

（1）辨证施治

①血虚风燥：皮肤干燥粗糙，上布污秽色鳞片，状如蛇皮，肌肤甲错，伴体质瘦

弱，面色无华。舌质淡红，脉弦细。治宜养血活血，润燥熄风，方选养血润肤饮加减。每日1剂，水煎服。

②肝肾阴虚：全身皮肤干燥，布有鱼鳞状鳞屑，触之甲错，毛发干而少泽。舌淡苔少，脉虚缓。治宜滋补肝肾，养血润燥，方选鱼鳞汤加减。每日1剂，水煎服。

（2）单方成药

血虚风燥者口服鱼鳞病片6～8片，每日3次；阴虚风燥者口服鱼鳞病片6～8片，每日3次。

（3）局部治疗

外用胡桃膏、润肌膏或当归膏。

第六章 变态反应性皮肤病

第一节 接触性皮炎及尿布皮炎

一、接触性皮炎

接触性皮炎是皮肤、黏膜接触刺激物或致敏物后，在接触部位所发生的急性或慢性皮炎。中医文献中，由于接触物的不同而有不同的名称，如接触生漆引起者称"漆疮"，接触膏药引起者称"膏药风"，使用马桶引起者称"马桶癣"等等。

（一）病因病机

中医认为接触性皮炎是由于人体禀性不耐，接触某些物质，如漆、药物、染料、塑料制品、植物的花粉等，使毒邪侵入皮肤，郁而化热，邪热与气血相搏而发病。

1.风毒血热

先天禀性不耐，外加接触生漆、膏药、塑料、皮革、酸碱等致敏和刺激物，风、毒、热、湿诸邪侵袭肌表，引起皮肤出现红斑、丘疹、水疱、糜烂、瘙痒、疼痛。

2.湿毒热盛

漆毒、膏药毒为阳邪，侵袭皮肤，郁积肌表易生湿化热化火，湿毒热盛而引起皮肤热痛红肿，大疱、渗液不止，剧痒。

3.风燥血瘀

局部皮肤长期反复接触致敏物质，肌肤失养，风燥血瘀，引起皮肤干燥、粗糙、增厚、脱屑。

（二）临床表现

本病的临床特点是有接触刺激物或致敏物的病史，在接触的部位发病，境界比较清楚，多数表现为急性皮炎的改变。

1.皮疹的形态

相对于湿疹而言，接触性皮炎的皮疹倾向于单一形态，多数是呈急性皮炎改变，一般起病比较急。轻者仅有局部红斑和密集的小丘疹，轻度肿胀。重者发生大片水肿性红斑，有水疱、糜烂甚至是大疱。更严重的可以出现表皮坏死、溃疡。在少数反复接触致敏物的病例，皮损可呈亚急性、慢性皮炎的改变，出现局部浸润、肥厚、脱屑、苔藓样变。在皮下组织疏松部位（如面部、阴囊），肿胀常比较明显，局部皮肤光亮，纹理消失。

2.发病部位

好发于暴露部位，皮疹的范围、形状与接触物的大小形状常一致，境界清楚。但少数病例由于搔抓，可将接触物带到身体的其他部位，在远离部位发生相似的皮疹。如果接触物是挥发性物质，如油漆、粉尘，则皮炎呈弥漫性而无鲜明界限，但暴露部位皮炎常较显著。当机体处于高度敏感时，皮疹也容易从局部扩散至全身。

3.自觉症状

可有局部瘙痒、烧灼感或胀痛感。少数严重的病例，由于皮疹泛发或机体反应性高，可以有畏寒、发热、恶心、头疼等全身症状。

4.病程

具有自限性，去除病因并经过治疗后，轻者一般3～5天痊愈，重的1～2周痊愈，但再接触可再发。

以上是接触性皮炎的共同特点，不同发病机制引起的接触性皮炎表现有所不同，接触物性质、浓度、接触方式及病人个体的反应性均可影响皮炎的形态、范围及严重程度。

（三）类病鉴别

1.急性湿疹

无明显接触史，病因不清，皮疹呈多形性，多对称分布，境界不清，不发生大疱，易反复发作。

2.丹毒

由溶血性链球菌引起，多发生于面部和小腿，局部红肿热痛，可有水疱，可伴发淋巴管炎及淋巴结炎，有全身症状、白细胞计数升高。

（四）辨证施治

接触性皮炎中医总的治疗法则是祛风清热，凉血解毒，利湿止痒。根据临床症状辨证用药。

1.内治法

（1）风毒血热

主症：皮疹以红斑、丘疹、肿胀为主，灼热瘙痒。口干，大便干结，小便短赤，舌红苔黄，脉数。

治法：祛风清热，凉血止痒。

方药：祛风清热止痒汤。

防风 12g，荆芥 12g，蝉衣 10g，鱼腥草 15g，金银花 15g，生地 20g，紫草 12g，赤芍 12g，竹叶 10g，土茯苓 15g，甘草 5g。

方解：防风、荆芥、蝉衣，祛风清热止痒；鱼腥草、金银花，清热解毒；生地、紫草、赤芍，凉血解毒；竹叶、土茯苓，利湿止痒；甘草调和诸药。

中成药：乌蛇止痒丸。

（2）湿毒热盛

主症：皮疹以潮红、肿胀、水疱、糜烂、渗液为主，剧烈瘙痒。大便干结或稀烂不畅，小便短赤，舌红苔黄腻，脉滑。

治法：清热利湿，凉血解毒。

方药：银地利湿解毒汤。

金银花 18g，生地 20g，土茯苓 20g，茵陈 20g，苦参 12g，紫草 15g，生石膏 20g（先煎），竹叶 10g，鱼腥草 15g，白花蛇舌草 20g，白鲜皮 12g，甘草 8g。

方解：金银花、土茯苓、茵陈、白花蛇舌草，清热利湿解毒；白鲜皮、苦参，燥湿清热止痒；生地、紫草，凉血解毒；生石膏、竹叶，泻火清热；甘草解毒，调和诸药。

加减：此型接触型皮炎病情较重，所以宜重用清热利湿、凉血解毒的药物，若大便秘结者，可加大黄 10g（后下），通泻大便以泻热解毒。

中成药：湿毒清胶囊。

（3）风燥血瘀

主症：见于皮肤局部反复接触过敏物者，皮肤暗红，色素加深，增厚，粗糙，脱屑，苔藓样变，剧烈瘙痒，舌质暗红或淡红，苔薄白，脉弦。

治法：祛风润燥，化瘀止痒。

方药：祛风化瘀止痒汤。

防风 12g，蒺藜 20g，僵蚕 12g，乌梢蛇 15g，玉竹 20g，鸡血藤 20g，丹皮 12g，赤芍 12g，徐长卿 15g，白鲜皮 12g，土茯苓 20g，甘草 3g。

方解：防风、蒺藜、僵蚕、乌蛇，祛风搜风止痒；玉竹、鸡血藤，养阴血润燥；丹皮、赤芍，活血化瘀；徐长卿、白鲜皮、土茯苓，祛风燥湿止痒；甘草调和诸药。

中成药：乌蛇止痒丸。

2.外治法

①以潮红、丘疹为主者，用三黄洗剂外搽，或青黛散冷开水调敷，每日 4~5 次。

②肿胀、糜烂、流滋较多者，用 10% 的黄柏溶液湿敷，或蒲公英或野菊花 30g 煎汤待冷后湿敷。

③糜烂、结痂者，用紫草油外搽。

3.其他疗法

针刺治疗：皮损在上肢、头面部位，主穴取曲池、尺泽、合谷；皮损在躯干、下肢，主穴取血海、委中。每天 1 次，用泻法。

（五）预防与调护

①避免接触生漆等过敏性和有刺激性的物质。

②不宜用热水或肥皂水洗涤或摩擦，禁用刺激性强的止痒药物。

③多饮开水，忌吃海鲜和辛辣食物。

（六）临证提要

接触性皮炎是皮肤或黏膜接触某些物品后，在接触部位所发生的急性、亚急性或慢性炎症性皮肤病。中医认为接触性皮炎是由于人体禀性不耐，加之接触外来异物，风、湿、热、毒诸邪侵袭皮肤所致。中医治疗接触性皮炎总的法则是祛风清热，凉血解毒，利湿止痒。中医治疗接触性皮炎除辨证分型治疗外，还可根据发病部位上、中、下不同而治之，例如发于头面者用消风散加减；发于躯干胸胁和外阴部用龙胆泻肝汤加减；发于下肢者用八正散加减。

西医认为引起接触性皮炎的物质很多，包括动物性、植物性和化学性物质等，以化学性最为多见。实验室检查多采用斑贴试验。有助于寻找或验证致敏原，一般在急性炎症消退 2 周后或慢性炎症静止期进行，选择背部或前臂内侧无皮疹处。立即去除刺激物是治疗的关键。应耐心细致询问病史，寻找致敏变应原，用清水冲洗或冷湿敷方法清除残留的致敏物质，避免接触一切外来刺激性、易致敏的物质。治疗内用药以抗组胺药、钙剂，必要时给予皮质类固醇激素，口服强的松每天 30mg。皮损肿胀明显者可给予安络血每次 5mg，每天 3 次。

严重的接触性皮炎，主张中西医结合治疗。渗液明显者用中药煎水湿敷有较好疗效。西药用类固醇激素和抗组胺药联合应用，待病情控制，水疱肿胀渗液减轻后可停用西药，继续用中药治疗。

二、尿布皮炎

中医称尿布皮炎为"尿布疮"，是发生于婴幼儿，由尿、粪分解产生的氨刺激所引起的急性皮炎。属于中医"赤游丹"的范畴。

（一）病因病机

中医认为尿布皮炎是由于外阴清洁卫生失理，湿热郁蒸皮肤而成。

（二）临床表现

皮疹发生于尿布接触的部位，特别是臀部突出部位、熊尾部、外生殖器、股上部和肛周外围皱褶部位均可累及。损害初为水肿性红斑，色深红而发亮，分布对称，若治疗得当，可迅速好转，否则可继续发生丘疹、丘疱疹、疱疹、糜烂、渗液甚至溃疡。亦可反复发作，时轻时重，呈慢性病程。

（三）类病鉴别

1.臀部念珠菌性皮炎

皮肤皱褶处红斑浸渍较明显，突出部位反而较轻，皮损边缘清楚，周边可见粟粒大扁平红丘疹，上覆灰白色领圈状鳞屑，皮屑镜检可找到酵母样菌。

2.先天性梅毒

生母有梅毒病史或感染史，患儿出生时即有皮肤红斑、浸润甚至水疱，并有其他营养发育障碍的表现，梅毒血清学检查阳性。

（四）辨证施治

中医治疗尿布皮炎总的法则是清热利湿，收敛燥湿。在治疗方法上应内治与外治相结合，才能取得较好的疗效。

1.内治法

主症：臀部红斑，色深红，或为丘疹、丘疱疹、疱疹、糜烂、渗液甚至溃疡，伴瘙痒。舌红，苔厚。脉细数。

治法：清热利湿，收敛燥湿。

方药：金银花12g，生地黄10g，土茯苓12g，淡竹叶8g，茵陈蒿10g，木棉花10g，薏苡仁12g，蝉衣8g，甘草39g。

方解：金银花、生地黄，清热凉血解毒；土茯苓、淡竹叶、茵陈蒿、木棉花，利湿清热；薏苡仁健脾利湿；蝉衣祛风止痒；甘草调和诸药。

2.外治法

①外洗用金银花30g，野菊花30g，苦参20g，紫草20g，荆芥20g，甘草10g；水煎成2000ml，微温外洗患处。如果皮肤糜烂渗液明显，则用药液湿敷患处。

②皮损无糜烂可外撒六一散、青黛散或外搽三黄洗液；有糜烂渗液则在湿敷间歇期外搽黄连油或青黛油。

（五）预后与转归

去除诱发因素，内外合治，预后良好。

（六）预防与调护

婴儿应勤换尿布，经常清洗，保持外阴皮肤的清洁卫生。或经常清洁后局部扑爽身粉。

（七）临证提要

本病中医称赤游丹，主要由外阴清洁卫生失理，湿热郁蒸皮肤而成。治疗以清热利湿、收敛燥湿为主。

西医认为尿布皮炎是多种因素综合作用的结果，局部通气不好、浸渍、摩擦及粪便都可刺激皮疹的发生，细菌在尿布皮炎的发病中起主要作用，由于细菌的作用增加了尿布区的 pH 值，使粪便中的蛋白酶、脂肪酶等酶的活性增加，从而刺激尿布皮炎的发生。全身健康状况及其他一些因素可影响本病的发生，有呼吸道感染、高热和腹泻的婴儿尿布皮炎的发生率增加。有异位性皮炎的 3～6 个月龄婴儿，患尿布皮炎明显比无异位性皮炎者多。以局部治疗为主。较轻者仅有红斑无糜烂，可用单纯扑粉或复方炉甘石洗剂；有糜烂渗出者，用 3% 硼酸溶液或醋酸铝溶液湿敷；渗液较少者，可外涂氧化锌油或皮质激素类霜剂；继发念珠菌感染时，咪康唑散剂外扑；继发细菌感染者，外用莫匹罗星凝胶。

第二节　湿疹及特应性皮炎

一、湿疹

湿疹是一种常见的过敏性、炎症性皮肤病，一般分为急性、亚急性和慢性三类。其特征为皮疹具有多形性，易于渗出，自觉瘙痒，常对称分布和反复发作，易演变成慢性。男、女、老，幼均可罹患，可泛发全身，又可局限于某些部位。

（一）病因病机

1.西医病因及发病机制

湿疹的发病原因是内因与外因的相互作用，常是多因素的，外在因素如生活环境、气候条件、日光，寒冷，炎热、多汗，搔抓及动物皮毛、植物、化学物质等均可诱发湿疹，某些食物也可使湿疹加重；内在因素如慢性消化系统疾病、胃肠道功能障碍，精神紧张、情绪变化等均可产生或加重湿疹的病情。其发病机制主要是一种迟发型变态反应。

2.中医病机

中医学认为本病以内因为主，由心火，脾湿、肝风所致，外因为风湿泛于肌表，而为风湿热三者，有所偏重。

（二）临床表现

本病皮损可发生于任何部位，皮疹形态多样，往往对称分布，有渗出倾向，剧痒。根据皮损特点将湿疹分为急性、亚急性和慢性湿疹。根据皮损发生部位将湿疹分为外阴湿疹、肛门湿疹、手部湿疹、乳房湿疹、小腿湿疹等。此外还有钱币状湿疹、皮脂缺乏性湿疹、传染性湿疹样皮炎、自身敏感性湿疹、婴儿湿疹等特殊类型的湿疹。

1.急性湿疹

表现为水肿性红斑、密集的粟粒大的丘疹、斑丘疹、丘疱疹、小水疱、糜烂，皮损基底潮红，渗液常较明显。损害中央病变往往较重，逐渐向周围蔓延，外围有散在的皮疹，边界不清。当有继发感染时，炎症更加显著，并出现小脓疱，渗液呈脓性。

2.亚急性湿疹

多为急性湿疹炎症减轻，或急性期未及时适当处理，迁延转化而来。皮损以红斑、小丘疹、结痂和鳞屑为主，可有少数丘疱疹、轻度糜烂，时间较长的皮损可有轻度浸润。

3.慢性湿疹

可因急性、亚急性湿疹反复发作转化而成，亦可一开始就表现为慢性皮炎的改变，常局限于小腿、手、足、肘窝、腘窝、外阴、肛门等处。主要表现是局部皮肤增厚、浸润、表面粗糙、苔藓样变，呈暗红色或灰褐色，可有色素沉着，有少许鳞屑、抓痕和结痂。外围有散在的丘疹和丘疱疹。在关节部位和活动部位可发生皲裂。慢性湿疹可因再刺激因素作用而急性发作。

4.特定部位湿疹

由于发生的部位不同而表现亦有所不同。

（1）外阴湿疹

男性外阴湿疹局限于阴囊，有时延及肛门周围或累及阴茎，多表现为慢性湿疹，皮肤浸润肥厚，皱纹加深，较少有渗液，可有薄痂和鳞屑，有时有皲裂，色素增加或间有色素脱失，长年不愈。女性外阴湿疹累及大小阴唇及其附近皮肤，患处浸润肥厚，境界清楚，有时水肿明显，有糜烂和渗出，由于月经及分泌物的刺激，病情常反复、加重和难愈，可继发局部色素减退。

（2）肛门湿疹

发生于肛门和肛周，表现为局部皮肤浸渍、潮红、肥厚，可发生皲裂，奇痒难忍。

（3）手部湿疹

多呈亚急性或慢性湿疹改变，手背手指等处出现暗红斑块，浸润肥厚，边缘不清，表面干燥皲裂，夏轻冬重。因手部经常要接触各科外界物质，不断受刺激，因而较顽固难治。

（4）乳房湿疹

多见于哺乳妇女，发生于乳头、乳晕及其周围，皮损呈暗红色，糜烂渗出明显，有少量鳞屑和薄痂，可发生皲裂。停止哺乳后较容易治愈。

（5）小腿湿疹

又称郁滞性湿疹。常继发于小腿静脉曲张，多发生于小腿下1/3和踝关节周围，呈亚急性或慢性湿疹表现，呈暗红色或棕褐色，有片状的斑丘疹、丘疱疹、糜烂和渗液，病程较长者皮肤变厚，伴有色素沉着。由于局部血液循环不良，抓破或碰破容易形成慢性溃疡。

5.特殊类型湿疹

（1）钱币状湿疹

常发生于冬季，皮疹为散在多个直径1～3cm的圆形损害，由密集的红色小丘疹或丘疱疹组成，表面有糜烂渗液，或呈肥厚的斑块，表面有结痂和鳞屑，周围有散在的丘疹和水疱。好发于手足背、四肢伸侧、肩、臀、乳房和乳头等处，同时伴有皮肤干燥。

（2）皮脂缺乏性湿疹

本病较顽固，精神因素、饮酒及长期用肥皂、一般见于冬季，皮肤干燥、皮脂分泌减少，表皮及角质层产生细小裂纹，呈红色"碎瓷"样，受刺激后可有少许渗液。好发于四肢伸侧，尤其是老年人的胫前部。

（3）专染性湿疹样皮炎

从慢性细菌感染性病灶中排出的大量分泌物，使周围皮肤受到刺激而致病。表现为病灶周围皮肤发红，密集小丘疹、水疱、脓疱、结痂和鳞屑等，并可随搔抓方向呈线状播散。渗出较多，严重者可有显著水肿。

（4）自身敏感性湿疹

患者对自身内部或皮肤组织所产生的某些物质过敏所致。发病前，在皮肤某处有湿疹或感染病灶，由于过度搔抓、用药刺激等不良处理，使病灶恶化，组织分解产物、细菌产物等形成特殊的自身抗原，被吸收而发生致敏作用，结果使皮疹在其附近和全身泛发。

（5）汗疱疹

为掌跖、指趾侧面的水疱性损害，粟粒至米粒大小，半球形略高出皮面，无炎症反应。皮疹分散或成群发生，常对称性分布。疱液清亮，干涸后形成领圈状脱屑，有程度不一的瘙痒及烧灼感。好发于春秋季节，并每年定期反复发作。

（6）婴儿湿疹

祖国医学称"奶癣"，是常发生在婴儿头面部的急性或亚急性湿疹。

有人认为是异位性皮炎的婴儿型。临床常根据发病年龄及皮损特点分为以下三型：

①脂溢性：多发生在出生后1～2月的婴儿。皮损在前额、面颊、眉周围，呈小片红斑，上附黄色鳞屑，颈部、腋下、腹股沟常有轻度糜烂。停药后可痊愈。

②湿性（渗出型）：多见于饮食无度、消化不良、外形肥胖的3～6个月的婴儿。皮损有红斑、丘疹、水疱、糜烂、渗出。易继发感染而有发热、食纳差、吵闹、淋巴结肿大等症状。

③干性（干燥型）：多见于营养不良瘦弱或皮肤干燥的1岁以上婴儿。皮损潮红干燥、脱屑或有丘疹和片状浸润，常反复发作，迁延难愈。

此外将不能归属为上述任何一类湿疹，但临床符合湿疹诊断的一类湿疹定为"未定类湿疹"。

（三）鉴别诊断

1.急性湿疹应与接触性皮炎鉴别

后者接触史常明显，病变局限于接触部位，皮疹多单一形态，易起大疱，境界清楚，病程短，去除病因后，多易治愈。

2.慢性湿疹需与神经性皮炎相鉴别

后者多见于颈、肘、尾骶部，有典型苔藓样变，无多形性皮损，无渗出表现。

3.手足部湿疹需与手足癣相鉴别

后者皮损境界清楚，有叶状鳞屑附着，夏季增剧，常并发指（趾）间糜烂，鳞屑内可找到菌丝。

（四）治疗

湿疹的治疗，应本着标本兼顾、内外并治的整体与局部相结合的原则。既重视风湿热的标证表现，又重视脾失健运的根本原因。在治法的运用上，当先治其标，待风湿热邪消退之后，则健脾助运以治其本。对急性、泛发性湿疹应予以中西医结合治疗，待病情缓解后，再用中药进行调理以巩固疗效。

1.西医治疗

①去除任何可疑病因。

②避免局部刺激，如搔抓，肥皂热水烫洗等用力搔抓和不适当的治疗，避免饮酒、浓茶、咖啡和酸辣等刺激性食物。

③非特异性脱敏疗法：10%葡萄糖酸钙10ml，静脉注射，每日1次。维生素C1g，静脉注射，每日1次；或维生素C500mg，口服，每日3次。

④抗组胺药物种类多，可选用1～2种同时服用，如氯苯那敏、羟嗪、赛庚啶、去氯羟嗪、阿司咪唑，特非那定等。

⑤局部治疗：急性期有渗液时，可用3%硼酸溶液、醋酸铝溶液或野菊花煎液等湿敷；如无渗液则应用水粉剂，如炉甘石水粉剂等。亚急性湿疹可用糊剂或霜；慢性期用软膏或酊剂。

2.中医内治法

（1）急性、亚急性湿疹的治疗

①风热蕴肤。

主症：发病迅速，以红色丘疹为主，泛发全身、剧痒，常抓破出血，而渗液不多。舌红，苔薄白或薄黄，脉弦数。

治法：疏风清热，佐以凉血。

方药：疏风清热饮加减。

刺蒺藜10g，荆芥10g，蝉蜕10g，牛蒡子10g，金银花10g，黄芩10g，栀子10g，生地黄10g，丹参10g，赤芍10g。

方解：荆芥、防风、牛蒡子、刺蒺藜、蝉蜕疏风解表；金银花、黄芩、相子清热解毒；生地黄，丹参，赤芍清热凉血活血。

加减：痒剧烈者，加钩藤、全蝎熄风止痒；挟湿者，加土茯苓、茵陈等。

②风湿蕴肤。

主症：皮疹可发生于身体各处，但以面颊、四肢常见，其皮疹为疏松或密集性丘疹，干燥蜕皮，状如糠秕，在寒冷、干燥、多风的气候条件下，可使症状明显加重或诱发。自觉燥痒不适，伴有口干唇燥，咽痒，目赤，大便秘结。脉洪、数、浮，舌质红，苔少或苔微干。

治法：散风祛湿。

方药：消风散加减。

荆芥10g，苦参8g，知母10g，苍术6g，羌活8g，蝉蜕10g，防风10g，牛蒡子10g，生地黄10g，胡麻仁10g，茯苓10g，生石膏10g（先煎），当归施。

方解：荆芥、防风、牛蒡子、蝉蜕疏风解表；羌活、苍术、苦参、茯苓祛风除湿；石膏、知母清热泻火，兼以养阴；胡麻仁、当归养血润燥止痒。

加减：皮疹多发于头面及双上肢者，加苍耳子，散风祛湿止痒；皮疹多发于下半身者，加地肤子以清热利湿止痒。

③湿热互结，热重于湿。

主症：发热急，病程短，局部皮损初起皮肤潮红焮热，轻度肿胀，继而粟疹成片或水疱密集，渗液流津，瘙痒无休，身热、口渴、心烦、大便秘结、小凌短赤，舌质红，苔黄，脉弦滑或弦数。

治法：清热利湿，佐以凉血。

方药：清热利湿汤加减。

龙胆草6g，黄芩10g，白茅根10g，生地黄10g，大青叶15g，车前草10g，生石膏10g，六一散（布包）30g。

方解：龙胆草、黄芩、生石膏、大青叶清热解毒；白茅根、生地黄凉血清热；车前草、六一散利湿清热。

加减：瘙痒明显者加白鲜皮、苦参以祛风止痒；大便干结加大黄以通泻大便。

④湿热互结，湿热并重。

主症：发病迅速，皮损发红作痒，滋水淋漓，味腥而黏或结黄痂，或沿皮糜烂，大便干结，小便黄或赤。舌红，苔黄或黄腻，脉滑数。

治法：清热利湿。

方药：消风导赤散加减。

荆芥10g，防风10g，炒苍术10g，蝉蜕5g，知母10g，牛蒡子10g，苦参10g，生地黄12g，赤芍10g，车前草10g，相子10g。

方解：荆芥、防风、牛蒡子、蝉蜕疏风透表；苍术、苦参、车前草、相子清热利湿；知母、生地黄、赤芍凉血活血护阴。

加减：湿热盛者，加地肤予以清热利湿；瘙痒剧烈者，加白鲜皮、刺蒺藜以清热燥湿、解毒止痒。

⑤湿热互结，湿重于热。

主症：发病较缓慢，皮疹为丘疹、丘疱疹及小水疱，皮肤轻度潮红，有瘙痒，抓后糜烂渗出较多。伴有纳食不香，身倦等症状，大便不干或清，小便清长。舌质淡，苔白或白腻，脉滑或弦滑。

治法：健脾利湿，佐以清热。

方药：除湿止痒汤加减。

赤苓皮15g，生白术10g，黄芩10g，栀子6g，泽泻6g，茵陈蒿6g，枳壳6g，生地黄15g，竹叶6g，灯心草3g，生甘草10g。

方解：赤苓皮、生白术、茯苓健脾渗湿；黄芩、栀子、泽泻、茵陈蒿清热利湿；生地黄、甘草、竹叶、灯心草清心利水。

加减：瘙痒较甚者，加白鲜皮、刺蒺藜以清热燥湿、解毒止痒。

⑥肝郁湿阻。

主症：皮疹多发生于肝经循行区域，如乳头、阴囊、女阴等处，发生红斑、丘疹、丘疱疹，少量渗液，结有橘黄色痂皮，自觉瘙痒。伴有口苦咽干，头昏目眩，小便黄赤，烦躁易怒，脉弦数，舌质红，苔薄黄或干黄。

治法：清肝化湿。

方药：丹栀逍遥散加减。

醋柴胡、炒丹皮、焦栀子、甘草、黄芩各施，当归、赤白芍、生地黄、茯苓、连翘、炒白术、党参各10g。

方解：柴胡、当归、白芍、白术、党参、茯苓疏肝健脾，栀子、黄芩清热利湿；赤芍、生地黄、牡丹皮凉血活血，养阴柔肝。

加减：瘙痒剧烈者，加钩藤、刺蒺藜疏肝祛风止痒；瘙痒甚而夜不能寐者，加生龙骨、生磁石重镇安神止痒。

⑦脾湿胃热，熏蒸上犯。

主症：湿热浊邪上犯五官，症见口周、眼周、耳郭、鼻窍以及头皮等处发生红斑、丘疹、丘疱疹、水疱、渗出津水、糜烂。结有橘黄色痂皮，自觉痒痛相兼。伴有口干，口苦或口臭烦渴，小便短赤，脉浮，数、大，舌质红，苔少或薄黄。

治法：清胃泻火，利湿止痒。

方药：泻黄散加减。

黄芩、焦栀子、甘草、柴胡各6g，生石膏15～30g，炒白芍、麦门冬、炒丹皮、虎杖、茵陈蒿各10g，藿香、佩兰、茯苓皮各12g。

方解：黄芩、栀子、生石膏清胃泻火；虎杖、茵陈蒿、茯苓皮清热利湿；藿香、佩兰芳香化湿解表；白芍、麦门冬、牡丹皮凉血养阴。

加减：瘙痒剧烈者，加钩藤、刺蒺藜祛风止痒。

（2）慢性湿疹的治疗

①脾虚湿蕴。

主症：皮肤瘙痒、脱屑，或局部皮肤肥厚，色素加深，皮损表面常有粟粒大丘疹或，小水疱，有时有轻度糜烂或结痂，时轻时重，反复缠绵发作。常自觉有胃脘满闷，食纳欠佳，口中黏腻，不思饮，大便多不成形或先干后溏，舌质淡，舌体常胖嫩而有齿痕，舌苔厚腻，脉缓。

治法：健脾除湿，养血润肤。

方药：健脾除湿汤加减。

白术、苍术各10g，薏苡仁、猪苓各10g，枳壳、厚朴各12g，车前草、泽泻、茯苓皮、冬瓜皮各15g，马齿苋、苦参各15g，当归、丹参、赤芍、白芍各12g。

方解：白术、苍术、薏苡仁、猪苓健脾祛湿；车前草、泽泻、茯苓皮、冬瓜皮利水渗湿；枳壳、厚朴、马齿苋、苦参行气宽中，燥湿止痒；当归、丹参、赤芍、白芍养血润肤。

加减：瘙痒较甚，加白鲜皮、地肤子祛风除湿止痒。

②湿瘀互结。

主症：原患下肢静脉曲张处发生瘀滞性紫斑，日久引起湿疹样改变，伴有下肢溃疡、皮肤乌黑、肥厚、苔藓样外观，病情时好时坏，缠绵数十年不愈。舌质暗红，苔薄白或少苔，脉沉涩。

治法：化瘀渗湿。

方药：桃仁承气汤加减。

桃仁、炒枳实、苏木、柴胡、桂枝各6g，青皮、赤芍、白芍、当归、酒大黄各10g，汉防己、泽泻、丹参各12g，赤小豆15～30g。

方解：桃仁、大黄、丹参活血散瘀；桂枝、汉防己、泽泻、赤小豆化瘀渗湿；苏木、柴胡、青皮舒肝行气；白芍、当归养血润燥。

加减：局部瘙痒者，加白鲜皮、地肤子祛湿止痒；局部疼痛明显者加川楝子、延胡索理气止痛。

③脾虚血燥。

主症：病程日久，皮损粗糙肥厚，有明显瘙痒，表面可有抓痕、血痂、颜色暗或呈色素沉着。舌质淡，体胖，苔白，脉沉缓或滑。

治法：健脾燥湿，养血润肤。

方药：健脾润肤汤加减。

云苓、苍术、白术、当归、丹参各10g，鸡血藤赤芍、白芍各20g，生地黄15g，陈皮69g。

方解：茯苓、苍术、白术、党参健脾益气燥湿；丹参、鸡血藤、赤芍、白芍、生地养血活血润燥。

加减：瘙痒明显者，加苦参、白鲜皮祛湿止痒；气虚明显者，加黄芪、党参健脾益气。

④阴虚挟湿。

主症：原患湿疹，日久不愈，利湿药用之越多，渗出糜烂越重；或者原患疮疡溃烂，在其边缘皮肤上发生红色丘疹，渗出并结痂，严重时还会遍布全身，浸淫流水，迁延日久难愈，自觉剧痒，伴有低热、烦渴、手足心热、小便短少、午后病情加重。舌质红，苔少或无苔，脉细数。

治法：滋阴除湿。

方药：滋阴除湿汤加减。

生地黄15～30g，炒白芍、当归、玉竹、炒牡丹皮各10g，茯苓皮、土贝母、泽泻、地骨皮各12g，苦参、蝉蜕、柴胡、黄芩、川芎6g。

方解：生地黄、白芍、当归、玉竹、地骨皮、丹皮滋阴生津，养血润燥；茯苓皮、土贝母、黄芩、蝉蜕、苦参、柴胡清热祛风解毒。

加减：瘙痒剧烈者，加地肤子、刺蒺藜祛风除湿止痒。

⑤阴虚血燥，气血瘀滞。

主症：皮肤粗糙，甚则肌肤甲错，自觉痒甚，皮损有时见大片融合形成红皮，有大量糠秕状脱屑，有时亦可见红色粟粒大丘疹或小水疱，病程缠绵，日久不愈。自觉手足心发热，有时可见额部发红或午后潮红，口干不思饮，大便干，舌质红或淡，苔少，脉细数或沉数。

治法：育阴滋燥，养血活血润肤。

方药：滋阴润燥汤加减。

生熟地黄各20g，丹参、何首乌、白鲜皮、泽泻、茯苓、苦参各15g，天门冬、麦门冬、女贞子、旱莲草、玄参、当归、赤白芍各12g，桃仁、川红花各6g。

方解：生地、熟地、天冬、麦冬、女贞子、旱莲草、玄参、当归、赤芍、白芍滋阴润燥；桃仁、红花、丹参、何首乌养血活血润肤；白鲜皮、泽泻、茯苓、苦参健脾除湿止痒。

加减：瘙痒夜间为甚者，加生龙骨、生牡蛎重镇熄风止痒。

⑥风盛血燥。

主症：以皮损浸润、肥厚、色素沉着伴剧痒为特征。舌质红或淡，苔少，脉数。

治法：养血润燥祛风。

方药：四物消风散加减。

熟地黄12g，当归10g，白芍10g，秦艽10g，防风10g，蝉蜕10g，生地黄12g，胡麻仁9g。

方解：当归、熟地黄、生地黄、白芍、胡麻仁养血润燥；秦艽、防风、蝉蜕祛风止痒。

加减：瘙痒甚者，加钩藤、刺蒺藜祛风止痒；夜间瘙痒剧烈、影响睡眠者加龙骨、珍珠母重镇安神，熄风止痒。

⑦肝肾阴虚

主症：皮疹泛发全身，其中以肘窝、腘窝最为明显；有的是局限性肥厚与轻度糜烂渗出交替出现；有的为扁平丘疹，高出表皮，常因剧烈发痒而搔抓，使之皮肤干燥似皮革，纹理加深，肤色暗红。舌质红或微绛，苔少或无苔，脉细数。

治法：滋肾柔肝。

方药：地黄饮子加减。

何首乌、熟地黄，钩藤各12g，当归、炒白芍、茯苓、炒牡丹皮、枸杞子、泽泻、地骨皮、炒杜仲、续断、酸枣仁各10g，山药、薏苡仁各15g。

方解：熟地黄、枸杞、杜仲、续断滋补肝肾；酸枣仁、白芍、牡丹皮、地骨皮、当归、钩藤养阴润燥，养血熄风止痒。

加减：痒剧者以牡蛎重镇安神，熄风止痒。

⑧脾阳不运，湿滞中焦。

主症：皮疹局限于某一区域，外观肥厚，手足掌皮肤干燥，脱屑，甚则角化过度，发生皲裂。伴有小便清白，食少，气短乏力，舌质淡红，苔少或光滑，脉沉、细、微。

治法：温阳抑湿。

方药：十味人参散加减。

党（人）参、炒白术、茯苓、姜半夏、炒白芍各10g，柴胡、甘草各6g，厚朴、陈皮、桂枝各4.5g，干姜3g，大枣7枚。

方解：党（人）参、炒白术、茯苓、甘草健脾益气；干姜、桂枝、姜半夏、厚朴、陈皮、大枣温中散寒、理气健脾。

加减：伴瘙痒者，加乌梢蛇、刺蒺藜以祛风止痒。

（3）外治法

①中药水煎外洗，初期仅有潮红、丘疹或少数水疱而无渗液时，可选用清热止痒的中药苦参、黄柏、地肤子、荆芥等煎汤温洗；若水疱糜烂、渗出明显，可选用清热解毒收敛的中药黄柏、生地榆、马齿苋、野菊花等煎汤外洗并湿敷。

②三黄洗剂外敷患处，每日3次，适用于急性湿疹初期仅有潮红、丘疹或少数水疱并无渗液时以及亚急性湿疹。

③青黛膏外搽患处，每日3次。适用于急性是后期滋水减少时，外涂可保护皮损、促进角质新生，清除残余炎症。

④5%～10%硫黄软膏外涂患处，每日3次。适用于慢性湿疹，皮损肥厚者。

⑤洁尔阴洗液、肤阴洁洗液等冷敷或直接泡洗可治疗急性湿疹。

⑥芒硝150~300g，加适量冷开水溶化，用消毒纱布或干净毛巾湿敷患处，每日3~4次，每次敷30分钟或1小时。适用于急性湿疹。

⑦吴茱萸50g，加水1500ml，煎汤熏洗（趁热骑在盆上先熏，待药液温后泡洗阴囊）每日3次，连洗半月，每剂药液可连用5天，药液少时可直接加水。适用于阴囊湿疹。

⑧苦柏祛湿洗剂：苦参、黄柏各50g，蛇床子30g，椒目20g。水煎，头两次煎液和匀，趁热先熏后洗，每次20分钟，每日2~3次。适用于肛周湿疹和阴囊湿疹。

⑨王不留行、透骨草各20~30g，红花、明矾各10~15go每日1剂，水煎两遍混匀，先熏后浸泡，每次20~30分钟，每日2次。然后外涂去炎松尿素霜。适用于皲裂性湿疹。

⑩康宁一号冲剂（内含苦参、地榆、大黄、大飞杨、地肤子等）冲水外洗，用于各种湿疹及其他瘙痒性皮肤病。康宁二号冲剂（内含大飞杨、地肤子、苦参、蛇床子、黑面神等）冲水外洗，用于外阴部湿疹及其他瘙痒性皮肤病。

3.其他疗法

（1）敷脐疗法

把中药消风导赤散（生地黄、赤茯苓各15g，牛蒡子、白鲜皮、金银花、薄荷、木通各10g，黄连、甘草各3g，荆芥、肉桂各6g）混合粉碎，过80目筛后，装瓶备用。用时取药末2~4g填脐，外用纱布、绷带固定，每2日换药一次，连用3次为一疗程。

（2）穴位注射

用0.5%普鲁卡因于长强、太冲穴穴位注射，每次注药0.5ml，隔日1次。

（3）拔火罐

采用梅花针叩刺皮疹部位、湿疹局部，以微渗血为度，然后在叩刺局部行走罐疗法。隔日1次，7日为一疗程。适用于慢性湿疹皮肤肥厚者。

（4）划痕疗法

用手术刀片在病变部位划破表皮，使局部气血流通，毒血宣泄，达到活血祛瘀、解毒止痒的作用。操作方法：先按常规消毒患处，然后用手术刀尖端部轻划，由上而下，由左而右，以稍渗血为度，视病变大小决定划痕次数，拭干血迹后，外敷枯矾粉，消毒纱块覆盖，胶布固定，每5~7天1次，7~10次为1疗程。

（5）吹烘疗法

先在患处外涂青黛膏或10%硫黄膏，然后用电吹风吹烘20分钟，每日1次，5次为1疗程。

（6）照神灯加药疗法

局部先外涂10%硫黄膏，然后用神灯（高效电磁波治疗机）照射15-20分钟，每日1次，7天为1疗程。

（五）预后与转归

湿疹病因复杂，是内、外因子相互作用的结果，故病程缠绵、反复发作，患者可能具有一定的素质，故在特定人群好发，但又受健康情况及环境等条件的影响。除去某些致敏因子，湿疹病变不会很快消失；但也有的患者通过锻炼、改变环境等使机体的反应性发生变化，再接受以往诱发湿疹的各种刺激，可不再发生湿疹。

急性湿疹及时治疗后大部分可在短期内治愈，慢性湿疹如慢性阴囊湿疹、手部湿疹往往反复发作，长年不愈。

（六）预防与调护

由于湿疹的病因很复杂，与生活环境、外界刺激等因素均有关。因此应注意调理，避免发病。为此应注意以下几点。

1.生活调理

①了解患者的工作环境及生活环境，慎戒接触可诱发湿疹的各种因素，如染料、汽油、油漆、花粉、碱粉、洗洁精、塑料等。

②避免各种外界刺激，如热水烫洗、暴力搔抓、过度洗拭，尽量不穿化纤的贴身内衣。

③避免进食致敏和刺激的食物，如鱼虾、浓茶、咖啡、酒类等。

2.饮食调理

饮食宜清淡，忌肥甘厚味及辛辣之品，并配合饮食疗法。可作为饮食治疗的药材与食物有：绿豆、海带、冬瓜、苡米、红小豆、鱼腥草、黄连、车前草等。

（1）绿豆海带汤

绿豆30g，海带20g，鱼腥草15g，白糖适量，放锅内加水煎汤。饮汤吃海带、绿豆。治疗急性及亚急性湿疹。

（2）冬瓜米粥

冬瓜30g，苡米50g，二者煮为粥，每日1剂，早晚服食。治疗脾虚湿困湿疹。

（3）车前瓜皮苡米粥

冬瓜皮30g，苡米30g，车前草15g，三者一同煮粥，饮汤吃苡米。治疗阴囊湿疹。

（4）黄连糖茶

黄连15g，加水煎汁，调入蜂蜜或食糖适量。治疗婴儿湿疹。

3.精神调理

湿疹患者应避免精神紧张和过度劳累，因在精神紧张、失眠、过劳、情绪变化等情况下可以出现湿疹或使原有湿疹加重，患者可参加一些体育活动以促进身心健康。

二、特应性皮炎

特应性皮炎相当于中医所称"四弯风"，是一种慢性、反复发作性、变态反应性皮肤病，既往又称"异位性皮炎""遗传过敏性湿疹"。皮肤瘙痒、婴儿和儿童面部、四肢伸侧部位的湿疹、成人屈侧部位的湿疹和慢性皮炎是 AD 的主要临床表现。

（一）病因病机

中医认为患者先天禀赋不耐的特异性体质是本病的发病基础。先天禀赋不足，腠理不密，卫外功能不固，难以耐受正常范围内的外界刺激，易感风湿热等外来邪气，聚结肌肤；小儿心常有余，脾常不足，心绪烦扰致心火内生，脾运不足则湿邪困阻，心火脾湿外走肌肤；素体脾胃虚弱，恣食辛辣刺激食物，化热生湿，浸淫肌肤；或五志不遂，化热生风，淫郁肌肤而发。病久则伤阴耗血，生风生燥；或脾失健运，湿从内生，湿性黏腻而缠绵难愈。

本病病位在心、肝、脾脏。急性发作期多责之于心，慢性期责之于肝、脾。初起和急性发作者多为心脾积热、风湿热困，病久和缓解期多为脾虚湿蕴或阴虚血燥。

（二）临床表现

本病多于出生后 2～6 个月发病（半数以上在出生后 2 年以内），但也可发生于任何年龄。男性患者略多于女性。多形皮疹的主要表现有：红斑、丘疹、丘疱疹、渗出结痂、苔藓样变和皮肤抓痕、皮肤干燥、继发感染，多伴有瘙痒感。患者皮损有一定的时相性特征。在不同的年龄阶段，典型皮疹的分布部位及皮损表现有所不同。大部分患者血清总 IgE 或特异 IgE（食物性或吸入性）增高，嗜酸细胞及其产物增高。

（三）分期

根据不同年龄阶段、皮疹分布及表现，通常将特应性皮炎分三个阶段：婴儿期、儿童期和青年成人期。

1.婴儿期

婴儿期特应性皮炎，也称为婴儿湿疹，通常发生在出生后 2 个月至 2 周岁，也有报道在出生后第二周或第三周发生。一般在 2 岁内逐渐好转、痊愈。少数转入儿童期延续发生，常在学龄期后好转或消失，少数病例迁延不愈转入青年期。此期的皮损主要累及头面部，少数病例累及躯干和四肢。开始通常为面颊部瘙痒性红斑，此后迅速累及身体他处，主要是头皮、颈部、前额、手腕部及四肢伸侧等儿童易于搔抓或易受摩擦的部位，而臀部及尿布的部位常不被累及。根据皮损的不同特点，可分为渗出型、干燥型、脂溢型。

（1）渗出型

本型多见于肥胖儿，此型多见。头面部首先发疹，初起为面颊部境界不清楚的红斑，红斑上有密集的丘疹、丘疱疹、水疱及渗液等多形性损害。这种皮损可能会泛发（常突然泛发），可扩展到耳、颈、躯干和四肢。渗液干燥后形成黄色痂壳，因剧烈瘙痒而搔抓致部分痂剥脱而出现糜烂面。如继发感染则可见脓疱，引起局部淋巴结肿大，甚至出现发热等全身反应。少数患者因处理不当而出现红皮病和大量脱屑，常伴有腹泻、营养不良、全身淋巴结肿大等严重情况。

（2）干燥型

本型多见于瘦弱的婴儿，此型较少见。好发于躯干和四肢，也累及面部，皮疹主要表现为淡红色或暗红色斑块，或者密集干燥小丘疹，有糠状鳞屑。慢性时也可呈轻度浸润肥厚、皲裂、抓痕及血痂。

（3）脂溢型

部分学者将其独立归为一型，其表现类似于渗出型，其特点为发生部位主要是头皮及耳后等皮脂腺发达的部位，可产生黄色厚痂。

尽管根据临床特点将婴儿特应性皮炎分为上述三型，但都表现为阵发性剧烈瘙痒及多形性皮损，病程慢性，反复发作。研究认为婴儿特应性多具有特应性遗传素质（对于特应性皮炎患儿往往可以收集到相应家族史，包括双亲在内，曾经有过过敏性鼻炎、支气管哮喘、特应性皮炎和荨麻疹等变态反应性疾病）；容易产生食物过敏而导致特应性皮炎的产生或加重，而且易于对不良刺激及气候突变敏感。婴儿特应性皮炎，有时由出生后6个月左右开始，在感冒等情况下出现哮喘，不久可合并呼吸困难，成为典型的支气管哮喘发作。随着年龄增加，合并过敏性鼻炎、结膜炎的病例增多。总的趋势为随着年龄的增长症状逐渐减轻，少数病例可持续很久，由婴儿期进展到儿童期甚或成人期。

2.儿童期

儿童期特应性皮炎多发生于婴儿期缓解几年后，自4岁后加重（约80%在5岁前发病）。少数自婴儿期延续发生，常在学龄期后好转或消失，少数病例迁延不愈转入青年期。此期的皮损主要特征是渗出明显减少，皮损干燥，以丘疹、苔藓化、少许鳞屑、浸润性斑块为主要皮疹。好发部位：肘前、腘窝、腕屈侧、眼睑、面部及颈周。此阶段的特应性皮炎根据皮损表现的特点可分为湿疹型及痒疹型。

（1）湿疹型

本型较为多见。其临床表现类似于成人的亚急性、慢性湿疹。皮损大多发于肘窝、腘窝和小腿伸侧，有浸润性红斑、丘疹、鳞屑或苔藓样变等皮损，皮损较干燥，被覆灰白色鳞屑。

（2）痒疹型

好发于四肢伸侧及背部，也可散发于全身。皮损为散在米粒大的痒疹样丘疹，丘疹较大，呈棕褐色，常伴瘙痒和血痂，可伴有全身淋巴结肿大。典型者可表现为与毛囊一致的小丘疹，灰色、无光泽，如鸡皮疙瘩样损害。

剧烈瘙痒仍为儿童期的主要表现。病程慢性，部分病例可暂时痊愈，数年后再发。部分患者迁延不愈继续发展至成人期。在儿童期，部分患者会出现干皮症、眶周黑晕及面色苍白等表现，与正常儿童相比具显著的统计学意义。

3.青年及成人期

青年及成人期特应性皮炎指12岁以后青少年及成人阶段的特应性皮炎。可从前两期发展而来或直接发病。皮损与儿童期类似，表现为红斑、丘疹或苔藓样变丘疹，也可为伴有鳞屑和色素沉着的限局性斑片，搔抓后可呈苔藓样改变。好发于肘窝、腘窝、颈侧、颈前、面部、眼周和手背等处，以四肢屈侧为主。除上述阶段性皮损外本病还可出现色素改变、手纹粗乱、干皮症、面色苍白、白色划痕症（通常指用钝物划正常皮肤后应会出现红斑而患者出现苍白痕）、眼眶周围皮肤呈皮纹增多及色素沉着，由于反复搔抓可致眉弓外侧毛发减少。可合并过敏性鼻炎、哮喘或荨麻疹及白内障、疱疹样湿疹、寻常性鱼鳞病、毛发角化病、青少年足跖皮病和乳头湿疹等。

成人期特应性皮炎最突出症状是剧痒，任何刺激（如温度变化、汗液、情绪改变、接触毛制品）都能激发瘙痒。瘙痒通常是突发或阵发性，常发生于傍晚精神放松时或夜间，常自诉与情绪波动密切相关。

4.特征性表现及并发症

（1）皮肤特征

皮肤干燥是本病的一个典型特征，即使是外观正常的皮肤也常比较干燥，可有鳞屑。提示即使正常的皮肤也存在亚临床炎症。特应性皮炎的干燥、鳞屑性皮肤表明为轻度皮炎。白色糠疹也是一种亚临床皮炎，通常属于特应性。主要表现为边界不清的轻度鳞屑性斑片，好发于年幼的儿童，多发于面颊、上臂与躯干部。有时会发生 Her-toghe征，即外侧眉毛稀疏。掌跖点状角化病主要发生在有特应性体质的黑人患者中。

（2）血管特征

特应性皮炎患者的小血管，有对刺激产生异常反应的倾向。常表现为以下两种形式：

①白色划痕症：以钝器在皮肤上划出白色条纹，而正常人则表现为摩擦部位皮肤变红。

②延缓苍白现象：用0.1ml的1：10000乙酰胆碱皮内注射后15秒钟，有70%的患者出现延迟苍白现象，而正常人局部出现潮红、多汗、鸡皮征，4～5分钟后消退。

③眼部异常：大约10%的特应性皮炎患者会发生前、后囊下白内障。约1%患者会发生罕见的圆锥形角膜。

④易感性：特应性皮炎患者容易感染细菌、病毒等多种病原体。其正常及皮损处所含金黄色葡萄球菌明显增加，有研究表明AD患者皮肤与正常人皮肤细菌种类构成存在显著差别，突出表现为金葡菌显著增多，皮损处金葡菌检出率高达78%～100%，急性渗出性皮损检出率甚至几乎恒定在100%，金葡菌检出率高低与病情的严重程度成正比。另外，泛发性单纯疱疹病毒的易患性增加，称为疱疹样湿疹，表面有脐凹。

⑤其他：本病还可合并鱼鳞病、斑秃、白癜风。某些遗传性疾病及先天性疾病常伴发特应性皮炎：如先天性性联无丙种球蛋白血症、选择性IgA缺乏症、苯丙酮尿症、组胺缺乏症等。

(四) 分型

根据患者血清 IgE 水平将特应性皮炎分为内源性和外源性两型。

1.内源性特应性皮炎

约占 20%～30%AD 患者，有典型的临床表现，而血清总 IgE 水平、抗环境变应原和/或食物变应原特异性 IgE 水平不升高，皮肤点刺试验结果亦为阴性。

2.外源性特应性皮炎

约占了 AD 患者的 70%～80%，大部分 AD 患者其血清总 IgE 和抗变应原（环境变应原和/或食物）特异性 IgE 水平升高，抗 IgE 治疗可减轻自觉症状。通常所指的 AD 即是指这种以 IgE 水平升高为特征的外源性 AD。

(五) 鉴别诊断

特应性皮炎根据其典型临床特征、各年龄段独特的皮损特点等诊断并不困难。但临床上仍有许多疾病易与本病混淆，简要介绍如下：

1.婴儿脂溢性皮炎

本病与婴儿期特应性皮炎相鉴别，多为出生后第 3～4 周开始发病。皮疹为累及局部或整个头皮的红斑和油性鳞屑，缺乏多形性特点。亦可累及眉部、鼻唇沟、耳后、颈部等处。自觉瘙痒轻微或不痒。预后良好，往往于数月之内可痊愈。

2.湿疹皮损与特应性皮炎

无明显差别，但皮损形态及部位与年龄无特定的关系，且患者或家属中常无遗传过敏史。而特应性皮炎却具有早年发病、皮损形态及部位随年龄不同而表现出不同的特点，本人或家属中多有遗传过敏史及其他一些特殊表现。

3.神经性皮炎

本病好发于成年人。皮损好发在项部和颈部两侧、额面部、肘部、骶尾部等处，苔藓样变十分明显，无遗传过敏性疾病史。

4.高 IgE 综合征

其皮损类似于典型的特应性皮炎的皮损，但本病有如下典型特征：①婴幼儿期复发性皮肤、肺部感染和寒性脓肿；②血清 IgE 显著增高（超过 2000IU/ml）；③嗜中性粒细胞趋化性障碍。

5.Wiskott-Aldrich 综合征

是一种 X 连锁隐性遗传病，其皮损与特应性皮炎几无区别。但其具有下列特征：①血小板数量减少（结构及功能异常）；②体液及细胞免疫功能异常；③复发性严重感染和皮肤病变。

第三节　颜面再发性皮炎

中医称颜面再发性皮炎为"桃花癣"，是发生在面部的一种轻度红斑鳞屑性皮炎。

一、病因病机

中医认为本病主要是从外感受风热之邪困阻颜面皮肤所致。

二、临床表现

多见于20～40岁女性，春秋季节多发，突然发病，初起于眼睑周围，渐次扩展至颊部、耳前，有的病例可发展至整个颜面部，有时亦可发生于颈部和颈前三角区，但不会蔓延至躯干和四肢。基本损害是轻度局限性红斑，表面有细小糠状鳞屑，自觉瘙痒。有时皮损可轻度肿胀，但无丘疹和水疱，不发生浸润和苔藓化。

三、类病鉴别

（一）面部接触性皮炎

有明确接触史，局部红肿显著，常出现丘疹和水疱，消除致病原后不再发。

（二）面部湿疹

皮疹呈多形性，有丘疹和丘疱疹，常有渗出倾向，可发生苔藓样变，剧痒。

（三）脂溢性皮炎

发生于皮脂溢的基础上，基本损害是毛囊性丘疹或丘疹融合而成的黄红色斑片，表面有油腻性鳞屑或痂皮，毛囊口扩张。

（四）类固醇皮炎

有反复涂抹含氟的皮质类固醇激素制剂病史，发生于面部，青年女性多见，有红斑、丘疹、脓疱和毛细血管扩张，严重者可发生局部皮肤萎缩。

四、辨证施治

（一）内治法

主症：面部轻度局限性红斑，表面有细小糠状鳞屑，自觉瘙痒。舌淡红，苔薄，脉略数。

治法：祛风清热止痒。

方药：桑菊饮加减。

桑叶15g，菊花15g，连翘12g，鱼腥草15g，蒺藜15g，白鲜皮12g，丹皮12g，生地15g，麦冬12g，甘草3g。

方解：桑叶、菊花、蒺藜，祛风清热止痒；连翘、鱼腥草、麦冬，清肺解毒；丹皮、生地，凉血解毒；甘草调和诸药。

（二）外治法

外搽三黄洗剂或紫草膏。

五、预后与转归

皮疹一般持续1周左右消退，可再发，反复发作可形成局部色素沉着。

六、预防与调护

本病虽然发病原因尚不很明了，但有报告与化妆品、温热、光线刺激、尘埃、花粉等过敏或刺激有关，所以要避免这些诱发因素。饮食上注意不吃海鲜、牛肉、辣椒等易过敏和有刺激的食物。

七、临证提要

本病中医称之为"桃花癣"，认为本病主要是颜面皮肤外受风热之邪所致，治疗以祛风清热止痒为主。

西医认为本病病因尚不清楚，可能与化妆品或花粉过敏、日光照射、温热及灰尘刺激或内分泌功能紊乱、自主神经功能紊乱等有关。西医治疗内用药口服维生素B、维生素C等，外用药可涂无刺激的单纯霜剂。另外要注意面部皮肤清洁，不用化妆品和碱性较强的肥皂。

第四节　荨麻疹及血管性水肿

一、荨麻疹

荨麻疹是由于皮肤、黏膜小血管扩张及渗透性增加而出现的一种局限性水肿反应。可以由食物、药物，感染，物理因素、精神因素和内脏及全身性疾病等因素引起。是一种常见的过敏性皮肤病，本病特点是：发无定处，突然发生并迅速消退，愈后不留任何痕迹。疹为白色或红色风团，有剧痒，可有发热，腹痛，腹泻或其他全身症状。中医学称其为瘾疹、风疹等，俗名"鬼饭疙瘩"。

（一）病因病机

1.西医病因

荨麻疹的病因复杂，某些药物、食物，吸入花粉、动物皮屑和（或）羽毛、真菌孢子，灰尘，化学气体、体内病灶，肠道寄生虫，昆虫叮咬、冷热刺激、精神因素、内分泌功能失调等均可引起荨麻疹发生。

荨麻疹的发生机制主要有免疫性和非免疫性两类。免疫性主要由Ⅰ型变态反应引起。非免疫性是某些物质或因素直接作用于小血管，或直接作用于肥大细胞，使之释放炎症介质而引起。

2.中医病机

①禀赋不耐，卫外不固，风寒，风热之邪侵袭，客于皮肤腠理，营卫失和而生风团。

②禀赋不耐，食入腥膻发物，肠胃蕴湿，化热动风，内不得疏泄，外不得透达，怫郁于皮肤腠理之间而发为风团。

③气血不足，虚风内生，加之卫外不固，外邪侵入，与气血相搏而发生风团。

（二）诊断要点

1.急性荨麻疹

突然发生水肿性风团，大小不等，部位不定，颜色鲜红或苍白，瘙痒剧烈，数分钟至数小时后自行消退，不留痕迹。反复发作。

2.慢性荨麻疹

风团反复发作，迁延2个月以上，甚至数年。

3.人工荨麻疹（皮肤划痕症）

属物理性荨麻疹。皮肤搔抓、受压部位先潮红，瘙痒，继而水肿隆起，祛除病因后风团很快消退。

4.巨大性荨麻疹（血管性水肿）

组织疏松部位，如眼睑、口唇、阴部等处，突然水肿，紧张发亮，边缘不清，压之无凹陷，瘙痒较轻，伴麻木胀感，持续数小时至2～3天消退。

5.全身症状

侵犯消化道黏膜引起恶心，呕吐，腹痛、腹泻；侵犯呼吸道黏膜可引起喉头水肿、呼吸困难、憋气，甚至窒息，晕厥。

（三）辅助检查

过敏原试验：有皮内试验和体外试验两种。对寻找病因有一定帮助。前者需停用抗过敏药物，对高度敏感者有一定危险。

（四）鉴别诊断

1.丘疹性荨麻疹

皮损为风团样丘疹，顶端常有小水疱，多与虫咬有关，持续数日，无腹痛、腹泻、憋气等全身症状。

2.荨麻疹样型药疹

有用药是，鲜红色风团，分布广泛，持续时间较长，伴发热、关节痛。

（五）治疗

1.西医治疗

（1）抗组胺药

①第一代 H_1 受体拮抗药：常用去氯羟嗪 25mg，羟嗪 25mg，赛庚啶 2mg，氯苯那敏 4mg，苯海拉明 25mg，每日 1～3 次。此类药有嗜睡作用，但价格便宜。

②第二代 H_1 受体拮抗药：无嗜睡作用，作用时间比较长，常用西替利嗪 10mg，氯雷他定 10mg，阿司咪唑 10mg，每日 1 次；阿伐斯汀 8mg，每日 3 次。

③酮替芬 1mg，美喹他嗪 5mg，每日 2 次，两药除拮抗 H_1 受体外，兼有抑制肥大细胞脱颗粒作用。多塞平 12.5～25mg，每日 3 次，为强抗焦虑抗组胺药。

④ H_2 受体拮抗药：常与 H_1 受体拮抗药联合应用。常用西咪替丁 200mg，每日 3～4次，口服；雷尼替丁 300mg，每日 2 次，口服。

（2）钙剂

10% 葡萄糖酸钙 10ml，静脉注射，每日 1 次。

（3）维生素

维生素 C 200mg，每日 3 次，口服；或每日 0.5～3g，静脉滴注；维生素 K，4mg，每日 3 次，口服。

（4）重症荨麻疹

伴喉头水肿、呼吸困难，皮下注射 0.1% 肾上腺素 0.5ml，地塞米松 5～10mg 肌内注射或静脉滴注，或用氢化可的松 200mg 静脉滴注。

（5）自血疗法

每次 5ml，每周 2 次。

（6）局部治疗

外涂薄荷酚液、炉甘石洗剂。

2.中医治疗

（1）辨证施治

①风寒证：风团颜色苍白或淡红，遇冷受寒则起，瘙痒肿胀，得热缓解，畏寒恶风。舌淡苔白，脉浮紧。治宜疏风散寒。方选麻桂各半汤加减。药用炙麻黄 6g，桂枝 9g，杏仁 10g，白芍 10g，当归 10g，荆芥 10g，生姜 6g，大枣 6 枚，炙甘草 6g。表虚不固，畏风，自汗，易感冒，可去麻黄，加玉屏风散。

②风热证：风团色红，遇热受风加重，灼热剧痒，得冷缓解，心烦口渴。舌质红苔薄黄，脉浮数。治宜疏风清热。方选消风散加减。药用荆芥 10g，防风 10g，蝉蜕 6g，知母 10g，生石膏 30g，生地黄 15g，栀子 10g，苦参 10g，牛蒡子 10g，生甘草 6g。皮损颜色鲜红为兼有血热，加牡丹皮、赤芍、白茅根。

③湿热证：风团色红，瘙痒，伴恶心，呕吐，腹痛，腹泻。舌淡红苔黄腻，脉滑数。治宜清热疏风，除湿和胃。方选消风散合平胃散加减。药用苍术 10g，厚朴 10g，陈皮 10g，荆芥 10g，防风 10g，苦参 10g，白鲜皮 15g，乌梅 10g，白芍 15g，生甘草 6g。食入不化、腹胀，舌苔腻，加鸡内金，炒莱菔子、枳壳。

④气血不足证：风团反复发作，夜间加重，颜色淡红，瘙痒较轻，伴神疲乏力，

心悸失眠。舌质淡苔白，脉沉细。治宜益气养血熄风。方选玉屏风散合当归饮子加减。药用黄芪 30g，白术 10g，防风 10g，当归 10g，川芎 10g，白芍 10g，生地黄 30g，白蒺藜 15g，荆芥 10g，蝉蜕 6g。

（2）单方成药

①防风通圣丸：功效为疏风清热通下，适用于荨麻疹风热证，每次 6g，每日 2 次。

②玉屏风颗粒剂：功效为益气固表止汗，适用于慢性荨麻疹表虚不固证，每次 5g，每日 3 次。

（3）局部治疗

①三黄洗剂外搽。

②外洗：香樟木，晚蚕沙、紫背浮萍、荆芥穗、地肤子，夜交藤、艾叶、苍耳草，可选 2～3 味，适量煎汤外洗。

（4）针灸疗法

①体针：取穴曲池、血海、风池、大椎、内关、足三里、三阴交等。

②刺络拔罐：急性荨麻疹可用三棱针点刺大椎穴，然后拔罐 15 分钟。

③耳穴：可选肝区，脾区、神门、皮质下、肾上腺、交感等穴。

④灸法：慢性荨麻疹可选血海膈俞、神阙，大椎、涌泉，曲池等穴，艾条灸或隔姜灸。

二、血管性水肿

血管性水肿又称血管神经性水肿或巨大性荨麻疹，中医称之为"白游风"，是真皮深部和皮下组织小血管扩张，渗出液进入疏松组织所形成的局限性水肿。

（一）病因病机

中医认为血管性水肿是由风热或风寒挟湿相搏于皮肤，脉络壅阻所致。

（二）临床表现

血管性水肿多发生于皮下组织疏松部位，如口唇、眼睑、阴茎包皮和手背等处，头皮、耳郭、口腔黏膜、舌、喉亦可发生。呈急性局限性非凹陷性水肿，局部皮肤紧张发亮，苍白或淡红，境界不清，质地柔软，无明显痒感，可有麻木胀感。肿胀约经 2～3 天或更长时间后消退，消退后不留痕迹。常单发或反复在同一部位发生，一般无全身症状。累及喉头黏膜时，可发生胸闷、喉部不适、声嘶、呼吸困难，甚至引起窒息。遗传性血管性水肿常在 10 岁以前开始发作，发病年龄在各个家庭有所不同，而在一个家庭中各个体几乎相似，常有外伤或感染为先驱，除皮肤外，各个靶器官的黏膜皆可受累，累及消化道可有腹绞痛、呕吐、腹胀和水样腹泻。上呼吸道不常累及，但有发生喉头或咽喉部水肿导致窒息的危险。偶有肌肉、膀胱、子宫和肺部等发生水肿者。获得性血管性水肿常伴发荨麻疹，可并发喉头水肿，或累及消化道。

（三）鉴别诊断

1.面肿型皮肤恶性网状细胞增多症

常在一侧面部或上唇发生持久性肿胀，表面皮肤无变化，无明显的自觉症状，组织病理检查可证实。

2.昆虫叮咬所引起的蜂窝织炎

除局部肿胀外尚有发红、发热和压痛等。

3.眼睑接触性皮炎

早期可类似血管性水肿，但很快可出现水疱、糜烂和结痂等。

（四）辨证施治

中医治疗总的治法是：祛风散寒消肿或疏风清热利湿。

1.内治法

一般分为风寒相搏、风湿热壅阻两个证型进行治疗。

（1）风寒相搏

主症：口唇、眼睑、耳垂等处突发浮肿，表面紧张发亮，呈正常肤色或苍白色，压之无凹陷，不痒或微痒。舌质淡红，苔薄白，脉浮紧。

治法：祛风散寒，温络消肿。

方药：麻黄加术汤加减。

麻黄10g，桂枝12g，荆芥12g，苏叶12g，防风15g，白术15g，蒺藜15，炙甘草5g。

方解：麻黄、桂枝、荆芥、苏叶，祛风散寒消肿；防风、蒺藜，祛风止痒；白术、炙甘草，健脾温中散寒。

（2）风湿热壅阻

主症：口唇、眼睑或外阴突发肿胀，表面潮红发亮，灼热或微痒不适。口干，小便短黄。舌质红，苔薄黄，脉浮数或滑数。

治法：疏风清热，利湿消肿。

方药：消风散加减。

生地15g，防风15g，荆芥12g，牛蒡子12g，蝉蜕6g，苦参12g，石膏20g，知母12g，土茯苓15g，茵陈蒿15g，甘草3g。

方解：防风、荆芥、牛蒡子、蝉蜕，祛风消热；石膏、知母，清热泻火；苦参、土茯苓、茵陈蒿，利湿止痒；甘草调和诸药。

2.外治法

（1）外洗

浮萍30g，紫草30g，荆芥30g，大飞杨30g，煎水外洗或湿敷患处。

（2）外搽

用祛风止痒霜或三黄洗剂外搽局部。

3.其他疗法

针刺治疗：头面部血管性水肿，主穴取合谷、曲池、手三里；外阴下肢的血管性水肿，主穴取足三里、三阴交、委中。

（五）预后与转归

遗传性血管性水肿病情反复发作，甚至终生不愈。在中年后，发作的频率与程度会有所降低和减轻。

（六）预防与调护

①去除诱发因素，忌吃海鲜、牛肉等易致敏的食物。

②体质偏虚的病人，平时可配合饮食疗法，如经常用黄芪、党参、大枣、淮山煲汤。

第五节　丘疹性荨麻疹

丘疹性荨麻疹又称荨麻疹样苔藓，是一种可能与昆虫叮咬，肠道寄生虫和某些食物相关的一组疾病。皮损为红色风团样丘疹，直径1～2cm，呈纺锤形或圆形，中央有丘疱疹，水疱或大疱，多群集，但较少融合。瘙痒剧烈。多见于儿童，成年人亦可发生，春，秋季节多发。

一、病因病机

（一）西医病因

目前认为本病主要是由昆虫叮咬引起的变态反应。也可能与消化功能障碍、食物和（或）药物过敏、内分泌功能障碍有关。

（二）中医病机

①内蕴湿热，外受风热虫毒，内外之邪相搏于肌肤所致。

②禀赋不耐，饮食不节，过食腥发之物，脾胃运化失调，蕴湿化热动风，郁阻肌肤而发。

二、诊断要点

①皮损突然发生，为花生米大小的红色风团样斑块，中央有小丘疹或小水疱，群集或散在发生。

②多发于躯干、四肢伸侧。

③剧烈瘙痒，搔抓后呈风团样肿大。

④皮疹1～2周消退，遗留色素沉着斑。易复发。

三、鉴别诊断

（一）荨麻疹

皮肤起风团，大小不等，中央无丘疹及水疱，时起时伏，发无定处，消退不留痕迹。

（二）水痘

初起先有发热、倦怠、鼻塞、流涕等全身症状，继而头面部、躯干出现红色丘疹、小水疱及结痂，无风团样皮疹，轻度瘙痒，有传染性。

四、治疗

（一）西医治疗

①皮损较多者，口服抗组胺药、钙剂、维生素C。
②皮损较少者，只需局部治疗。外涂薄荷炉甘石洗剂，无极膏，激素软膏。

（二）中医治疗

1.辨证施治

风湿热证：红色疹块，中央有小丘疹或小水疱，剧烈瘙痒，搔之肿大，搔破渗液结痂，皮疹成批出现，此起彼伏。舌质红，苔黄腻，脉滑数。治宜清热祛风，除湿止痒。方选消风散加减。药用生石膏30g，黄芩10g，苦参10g，牛蒡子10g，荆芥10g，防风10g，蝉蜕6g，苍术10g，车前子10g，白鲜皮15g，生甘草6g。每日1剂，水煎服。小儿剂量酌减。若皮疹挠破，渗液结痂，加马齿苋、蒲公英、黄柏；饮食不节、食积不化者，加焦三仙、胡黄连，鸡内金。

2.局部治疗

百部酊、三黄洗剂外涂。有水疱、渗液者，可用马齿苋，黄柏、百部、艾叶、枯矾等煎汤，放凉后外洗。

五、注意事项

①保持居室清洁、干燥，防止蚊虫叮咬。
②饮食应易消化，忌过食腥发之品。

参考文献

［1］皮先明.中医皮肤病证调养膏方［M］.武汉：湖北科学技术出版社，2021.08.

［2］杨志波.常见皮肤病配方颗粒临床调配手册［M］.北京：中国医药科学技术出版社，2021.09.

［3］欧阳晓勇.皮肤病经方医案存真［M］.北京：中国医药科学技术出版社，2021.02.

［4］万俊增.实用皮肤病性病图谱［M］.北京：人民卫生出版社，2021.06.

［5］王雷.皮肤病理学［M］.南京：江苏凤凰科学技术出版社，2021.07.

［6］辛德辉.皮肤科疾病诊断与治疗方法［M］.北京：中国纺织出版社，2021.09.

［7］蒙军.整合皮肤性病学研究初探［M］.北京：科学技术文献出版社，2021.09.

［8］王宝玺.皮肤病与性病诊疗常规［M］.北京：中国医药科技出版社，2020.04.

［9］佘远遥.中医特色治疗皮肤病［M］.郑州：河南科学技术出版社，2020.02.

［10］常建民.色素性皮肤病［M］.北京：中国科学技术出版社，2020.03.

［11］常建民.皮肤病病例精粹［M］.北京：北京大学医学出版社，2020.07.

［12］朱学骏.皮肤病学第4版［M］.北京：北京大学医学出版社，2020.01.

［13］李红毅，陈达灿.皮肤病学［M］.北京：科学出版社，2020.06.

［14］朱慧兰.皮肤病光疗指导手册［M］.北京：人民卫生出版社，2020.07.

［15］刘洁，徐峰.非肿瘤皮肤病的皮肤镜应用［M］.北京：人民卫生出版社，2020.

［16］丁小洁.临床皮肤病的治疗技术［M］.重庆：重庆大学出版社，2020.12.

［17］罗玮，张旭，王明.现代皮肤病与性病学［M］.昆明：云南科技出版社，2020.02.

［18］董秀平.皮肤病诊断与治疗方法［M］.天津：天津科学技术出版社，2020.09.

［19］孙乐栋.抗疫防护品引起的皮肤病防治措施［M］.北京：科学出版社，

2020.02.

[20] 石瑜.损容性皮肤病的中医诊治与康复［M］.昆明：云南科技出版社，2020.05.

[21] 丁小洁.现代皮肤病诊疗与预防研究［M］.重庆：重庆大学出版社，2020.12.

[22] 付伟.实用皮肤病诊疗及预防护理［M］.长春：吉林大学出版社，2020.07.

[23] 曹璨.皮肤病诊疗思维与临床实践［M］.长春：吉林科学技术出版社，2020.08.

[24] 常建民.少见色素性皮肤病病例精粹［M］.北京：北京大学医学出版社，2020.08.

[25] 王伟，刘颉.现代皮肤病临床诊治策略［M］.北京：科学技术文献出版社，2020.07.

[26] 王侠生，张学军，徐金华.现代皮肤病学［M］.上海：上海大学出版社，2019.05.

[27] 贺东杰，胡章一，常晶.实用皮肤病与性病学［M］.北京/西安：世界图书出版公司，2019.12.

[28] 马寒，赖维.皮肤病临床及组织病理图谱［M］.广州：广东科技出版社，2019.06.

[29] 于群.皮肤科常见病诊疗学［M］.长春：吉林科学技术出版社，2019.03.

[30] 艾华.皮肤病实用手册［M］.北京：人民卫生出版社，2019.

[31] 何焱玲.职业性皮肤病［M］.北京：北京大学医学出版社，2019.03.

[32] 李若瑜，陆前进.皮肤病学与性病学［M］.北京：北京大学医学出版社，2019.01.

[33] 赵熠宸.皮肤病妙法良方第2版［M］.北京：化学工业出版社，2019.07.

[34] 侯德永.常见皮肤病的诊断与防治［M］.长沙：中南大学出版社，2019.10.